Sohini Dingal
Rika Singh

Nanofusão: Integração da nanotecnologia e da ciência periodontal

Sohini Dingal
Rika Singh

Nanofusão: Integração da nanotecnologia e da ciência periodontal

ScienciaScripts

Imprint
Any brand names and product names mentioned in this book are subject to trademark, brand or patent protection and are trademarks or registered trademarks of their respective holders. The use of brand names, product names, common names, trade names, product descriptions etc. even without a particular marking in this work is in no way to be construed to mean that such names may be regarded as unrestricted in respect of trademark and brand protection legislation and could thus be used by anyone.

Cover image: www.ingimage.com

This book is a translation from the original published under ISBN 978-620-7-84290-2.

Publisher:
Sciencia Scripts
is a trademark of
Dodo Books Indian Ocean Ltd. and OmniScriptum S.R.L publishing group

120 High Road, East Finchley, London, N2 9ED, United Kingdom
Str. Armeneasca 28/1, office 1, Chisinau MD-2012, Republic of Moldova, Europe
Printed at: see last page
ISBN: 978-620-7-91032-8

RECONHECIMENTO

"A gratidão é a mais bela flor que brota da alma."

- Henry Ward Beecher

Com o coração a transbordar de gratidão, reconheço humildemente a orientação divina que iluminou o meu caminho e tornou esta viagem possível. A Deus, cuja graça sem limites e presença inabalável impregnaram cada momento deste esforço com um objetivo e um significado, apresento os meus mais profundos agradecimentos.

*Aos meus queridos pais, **Sr. Soumendra Nath Dingal e Sra. Gitasree Dingal,** cujo amor incondicional, apoio inabalável e sacrifícios ao longo da vida têm sido o alicerce sobre o qual os meus sonhos floresceram, tenho uma dívida de gratidão que nunca poderá ser totalmente reembolsada. A vossa crença ilimitada no meu potencial tem sido um farol de luz que me guia em todos os desafios e triunfos.Ao **Dr. Saikat Bhakta,** cujo amor, encorajamento e crença constante nas minhas capacidades têm sido uma fonte indomável de força e inspiração, estendo o meu sincero agradecimento. O seu apoio inabalável e a sua presença firme transformaram os desafios desta viagem em momentos de crescimento e de alegria partilhada.A minha sincera gratidão é extensiva à minha Guia e HOD, **Dra. Rika Singh (Professora e Directora),** cuja profunda sabedoria, orientação e inabalável dedicação à excelência moldaram as minhas actividades intelectuais e enriqueceram a minha compreensão do mundo. A sua orientação permitiu-me navegar pelas complexidades dos estudos com confiança e determinação.*

*Os nossos sinceros agradecimentos à **Dra. Manvi Chandra Agarwal (Professora),** à Dra. **Jaishree Garg (Professora),** à Dra. **Prerna Agarwal (Professora),** à Dra. **Akanksha Singh (Leitora),** ao Dr. **Ashutosh Agarwal (Leitor)** e à **Dra. Geetika Kumar (Professora Sénior)** pela sua inestimável orientação e apoio. A vossa experiência tem sido fundamental para o nosso*

1

sucesso, inspirando-nos a lutar pela excelência. Estamos profundamente gratos pela vossa orientação e encorajamento ao longo desta jornada.

Aos meus respeitados seniores, **Dr. Divyata Widhani, Dr. Puru Abbey, Dr. Tripti Mohan, Dr. Kavya Khulbe,** *cuja orientação, sabedoria e encorajamento prepararam o caminho para o meu sucesso, apresento os meus sinceros agradecimentos. As vossas inestimáveis percepções e experiências serviram de luzes orientadoras que iluminaram o meu caminho com clareza e determinação.*

Expresso o meu mais profundo agradecimento às minhas queridas colegas de grupo, **a Dra. Sharmistha Majumder, a Dra. Somya Tiwari, a Dra. Aishwarya Kumar, a Dra. Indrani Bharadwaj e a Dra. Pragati Rathore**, *cuja camaradagem, amizade e experiências partilhadas enriqueceram esta viagem para além de qualquer medida. O vosso apoio inabalável e o riso partilhado foram uma fonte de força e consolo, recordando-nos que a verdadeira realização é frequentemente alcançada através do esforço coletivo e do apoio mútuo.Por último, aos nossos jovens,* **Dr. Arya, Dr. Shivani, D r . Alok, D r . Radhika, D r . Tamim e Dr. Mayank,** *cujo entusiasmo, novas perspectivas e curiosidade sem limites nos inspiraram a ir cada vez mais longe, os meus sinceros agradecimentos. A vossa paixão pela aprendizagem e a determinação incansável em fazer a diferença no mundo são uma fonte constante de inspiração e esperança.*

A todos e a cada um dos indivíduos acima mencionados, e a inúmeros outros que tocaram as minhas vidas de formas tanto visíveis como invisíveis, apresento a minha mais profunda gratidão. O vosso apoio, encorajamento e crença em mim não só moldaram o resultado desta viagem, como também enriqueceram as minhas vidas de uma forma incomensurável.

Com o coração cheio de gratidão,
Dr. Sohini Dingal

ÍNDICE

INTRODUÇÃO

A cavidade oral é uma estrutura especializada e composta por tecidos moles e duros que se desenvolveram de forma única para iniciar e facilitar as funções orais, nomeadamente a mastigação, a preensão, a deglutição, a fala, etc.[1] . Muitas razões podem causar o desenvolvimento de doenças e lesões orais. Independentemente da etiologia, o tratamento das doenças e lesões orais é tecnicamente exigente e o fator que mais interfere é o facto de a função da cavidade oral dever ser preservada durante o curso do tratamento.[2] Além disso, apesar das décadas passadas da medicina moderna, não dispomos de modalidades adequadas para regenerar com sucesso os tecidos perdidos na cavidade oral e tratar várias doenças, tais como perda dentária, quistos periodontais e perda óssea, grandes defeitos ósseos tanto na mandíbula como na maxila, tumores orais, degenerações e infecções dos tecidos moles, doenças congénitas (como a fenda palatina), lesões traumáticas maciças e queimaduras[3] . Regra geral, as doenças e lesões mais importantes na cavidade oral podem ser categorizadas como causadoras de: (1) perda de tecido (por exemplo, perda dentária, perda óssea, quisto peri-alveolar), (2) infecções (por exemplo, candidíase, osteomielite), (3) tumores (odontoblastoma, carcinoma de células escamosas, melanoma) e (4) alterações degenerativas (osteoporose, osteonecrose da mandíbula, degeneração do ligamento periodontal).[4,5,6.] (Fig.1).

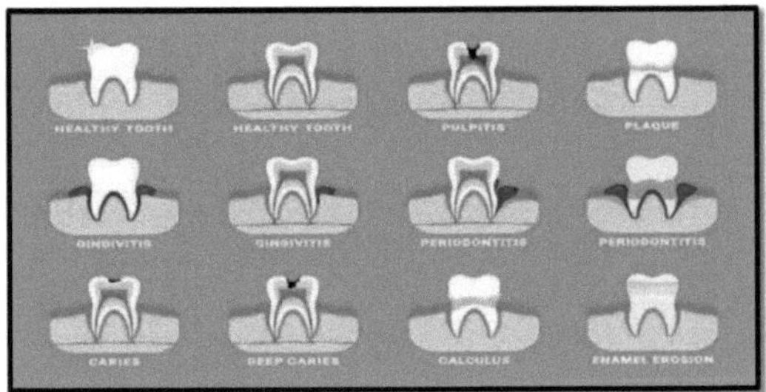

Figura 1: Doenças dentárias

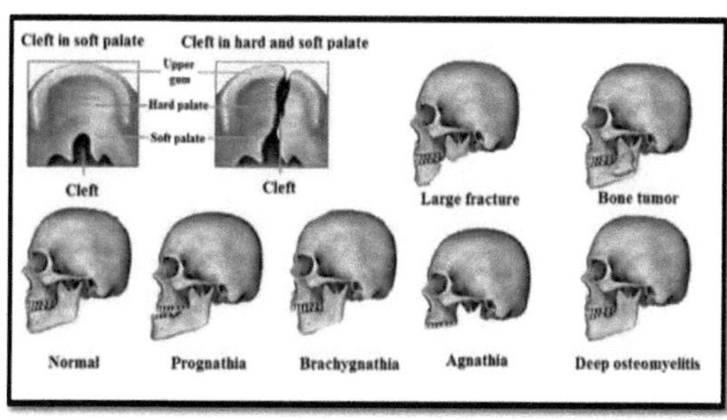

Figura 2: Doenças dos ossos da boca

Antes da viragem do século, as pessoas utilizavam frequentemente a palavra "piorreia" para descrever a doença periodontal, que se caracteriza por pus, bolsas periodontais, perda óssea e perda de dentes. Era geralmente aceite que a piorreia e a subsequente perda de dentes eram consequências naturais do envelhecimento. Nos últimos anos, a doença periodontal tornou-se mais importante como causa de perda de dentes, especialmente quando a prevalência da cárie dentária diminuiu na população em geral. À medida que o número de dentes perdidos devido a cáries diminui, o número de dentes em risco de doença periodontal aumenta[6] . A deterioração dos ligamentos periodontais (PDLs), o desenvolvimento de bolsas periodontais e a reabsorção do osso alveolar são características da periodontite, uma doença infamatória das gengivas que destrói a base sobre a qual assentam os dentes. As bolsas podem ficar infectadas com a periodontite devido à proliferação da microflora, especialmente anaeróbios, que produzem toxinas, enzimas e estimulação do sistema imunitário.[7] Esta situação está frequentemente associada a uma série de doenças clínicas, incluindo a inflamação das gengivas (gengivite), a deterioração do PDL e do cemento dentário e a perda de osso alveolar. A fase inicial da doença, a gengivite, pode evoluir para uma periodontite.[8] A utilização de medicamentos farmacológicos, a terapia mecânica e a intervenção cirúrgica são apenas alguns dos vários métodos utilizados para tratar a doença. Os antimicrobianos que alteram a flora microbiana no meio periodontal e os agentes moduladores da resposta do hospedeiro que alteram as respostas do hospedeiro (diminuindo os níveis excessivos de enzimas, citocinas, prostaglandinas e atividade dos osteoclastos) estão entre os medicamentos especificamente utilizados para melhorar o tratamento da periodontite.[9] Osteoclastos, osteoblastos e células estromais da medula óssea eram tradicionalmente considerados como reguladores da perda óssea na periodontite. Para além de iniciarem a remodelação óssea fisiológica, descobriu-se recentemente que os osteócitos ajudam na remodelação óssea relacionada com a inflamação.[10]

Evidências de recentes estudos de caso-controlo e transversais sugerem que a periodontite pode aumentar a probabilidade de ter um bebé prematuro com baixo peso à nascença por um fator de sete e o risco de doença cardiovascular por um fator de dois. Estes estudos preliminares sugerem uma possível ligação entre a saúde geral e a saúde oral. A evidência desta investigação também dá crédito à ideia de que a doença periodontal é o resultado de uma resposta inflamatória do hospedeiro, tanto a nível local como sistémico.[11] Sem tratamento, a periodontite destrói os tecidos à volta dos nossos dentes e acaba por nos obrigar a perdê-los. Um desequilíbrio entre a proteção imunológica do hospedeiro e os processos de destruição imunitária é um dos principais factores que contribuem para a deterioração dos tecidos periodontais. Para restaurar a estrutura fisiológica e a função do periodonto, o tratamento periodontal procura reduzir a inflamação e reparar e regenerar os tecidos duros e moles.[12]

Os tratamentos tradicionais, como a destartarização, o alisamento radicular e a cirurgia de retalho periodontal, demonstraram ser eficazes. O tratamento de doenças periodontais progressivas tem-se revelado benéfico quando combinado com cuidados periodontais de apoio pós-operatórios adequados.[13]

A engenharia de tecidos e a medicina regenerativa (TERM) são uma opção mais recente no tratamento de várias doenças e lesões orais e, felizmente, a medicina e a cirurgia orais são pioneiras neste domínio. Por outras palavras, os dentistas, os cirurgiões maxilofaciais e os cirurgiões de cabeça e pescoço são um dos primeiros grupos de profissionais que utilizaram estratégias modernas de TERM para o tratamento de várias doenças da cavidade oral. A TERM utiliza estruturas, factores de promoção da cura, células e genes para tratar várias doenças da cavidade oral.[14] Atualmente, com a crescente procura de avanços nas modalidades de diagnóstico e tratamento da saúde oral, novos métodos e aplicações de tratamento, como a nanotecnologia, têm sido considerados como opções viáveis e interessantes nas estratégias baseadas na TERM.[15] A nanotecnologia, que lida com matéria de dimensões entre aproximadamente 1 e 100 nm, tem sido utilizada em muitos estudos para melhorar os problemas de saúde e proporcionar novos meios de diagnóstico e tratamento.[16] Os investigadores no domínio da saúde e da medicina orais exploraram, com sucesso moderado, os biomateriais à escala nanométrica que têm potencial em modalidades terapêuticas.[17] A aplicação da nanotecnologia no domínio da medicina oral inclui o diagnóstico de tumores, novas vias de administração de medicamentos, novos materiais de enxerto ósseo, modificação da superfície de implantes.[18]

A nanotecnologia é a engenharia de sistemas funcionais através do controlo de átomos e moléculas para obter um controlo efetivo e completo da estrutura da matéria com novas funções. As ferramentas e ideias da nanotecnologia permitem criar um novo nanosistema com propriedades físico-químicas, mecânicas e biológicas inovadoras. No entanto, as aplicações destas nanotecnologias expandiram-se rapidamente para todas as áreas da ciência da saúde, incluindo a ciência odonatológica.[19] As nanotecnologias contribuíram para o processamento de uma variedade de **Nanosistemas de Medicina Dentária (DMN)** com aplicações inovadoras. Por nanossistemas entende-se a reunião de componentes à escala nanométrica com o objetivo de realizar uma função. Na literatura, os nanosistemas são descritos como partículas nanoestruturadas fabricadas (nanopartículas) e materiais nanoestruturados (nanomateriais) ou a sua combinação, podendo os nanomateriais ter propriedades intrínsecas relacionadas com as suas estruturas e os seus componentes ou desenvolver novas propriedades relacionadas com a simples estruturação provocada pela incorporação das nanopartículas. Nos últimos anos, vários avanços na engenharia de nanopartículas e nanomateriais ou na sua combinação, permitiram o desenvolvimento de um novo DMN inovador. Os avanços nas aplicações destes DMN abrangem todas as especialidades dentárias, nomeadamente dentisteria de restauração,[20] periodontia,[21] endodontia,[22] ortodontia,[23,24] prótese dentária,[25] implantologia oral,[26-27] dentisteria regenerativa[28] . Abrangem igualmente domínios dentários como a prevenção, o diagnóstico, a terapêutica, a restauração e a regeneração dos tecidos.[29] As DMN são numerosas, variadas e têm-se alargado muito. Este domínio tem sido objeto de potencialidades num vasto espetro da indústria dentária e dos cuidados de saúde oral. As nanopartículas dividem-se em nanopartículas orgânicas[30] , inorgânicas[31] e híbridas[32] . A este respeito, são frequentemente utilizadas na medicina dentária e nos cuidados de saúde oral sob a forma livre ou incorporada. Os materiais dentários (metais, compósitos / resina-compósitos e polímeros) são utilizados como sistemas de restauração, adesivos e sistemas de ligação, sistemas de cimento e selantes e sistemas regenerativos de tecidos. A incorporação de nanopartículas em materiais dentários revela-se muito promissora, uma vez que permite obter novos sistemas DMN. Deste modo, melhorará as propriedades funcionais e estruturais dos materiais dentários, optimizando simultaneamente os desempenhos clínicos, cosméticos e estéticos dos cuidados dentários e de saúde oral.[33]

HISTÓRIA

A nanotecnologia existe desde o início da era humana. A natureza sempre utilizou rotineiramente a nanotecnologia para sintetizar estruturas moleculares no corpo, tais como enzimas, proteínas, hidratos de carbono e lípidos, que constituem componentes das estruturas celulares. No entanto, a descoberta formal da nanotecnologia tem sido amplamente atribuída ao físico americano e Prémio Nobel Dr. Richard Phillips Feynman[34] , que apresentou um trabalho intitulado "There's Plenty of Room at the Bottom" (Há muito espaço no fundo) em 29 de dezembro de 1959, na reunião anual da Sociedade Americana de Física no Instituto de Tecnologia da Califórnia. Feynman falou sobre o armazenamento de grandes quantidades de informação a uma escala muito pequena, sobre a escrita e a leitura em átomos, sobre a miniaturização do computador, a construção de máquinas minúsculas, fábricas minúsculas e circuitos electrónicos com átomos. Afirmou que "no ano 2000, quando olharem para trás, para esta época, perguntar-se-ão porque é que só em 1960 é que alguém começou a avançar seriamente nesta direção". No entanto, não utilizou especificamente o termo nanotecnologia. A primeira utilização da palavra "nanotecnologia" foi atribuída a Norio Taniguchi[35] num artigo publicado em 1974 "On the Basic Concept of NanoTechnology". Mais tarde, o Dr. K. Eric Drexler, licenciado pelo MIT, pegou no conceito de Feynman de mil milhões de pequenas fábricas e acrescentou a ideia de que estas poderiam fazer mais cópias de si próprias, através do controlo por computador em vez do controlo por um operador humano, no seu livro "Engines of Creation: The Coming Era of Nanotechnology", em 1986, para popularizar o potencial da nanotecnologia. Também abordou a nanotecnologia do ponto de vista "de cima para baixo", do ponto de vista de um engenheiro de precisão.[36]

A nanotecnologia e a nanociência começaram no início da década de 1980 com dois grandes desenvolvimentos: o nascimento da ciência dos agregados e a invenção do microscópio de túnel de varrimento (STM). Em 1985, os investigadores relataram a descoberta das "buckyballs", uma bela molécula redonda constituída por 60 átomos de carbono. Este desenvolvimento levou à descoberta dos fulerenos em 1986 e dos nanotubos de carbono alguns anos mais tarde. Em 1993, foi atribuído o primeiro "Prémio Feynman" em nanotecnologia. O prémio Feynman foi anunciado em 1996. Em 1997, foi introduzida a primeira conceção de um sistema nanorobótico. O primeiro dispositivo nanomecânico baseado em ADN foi descoberto em 1998. O primeiro livro sobre nanomedicina foi publicado em 1999. Desde 2000, a sensibilização para a nanotecnologia tem vindo a aumentar. Em 2001, foi publicado o primeiro relatório sobre a indústria nanotecnológica e, em 2002, realizou-se a primeira conferência sobre a indústria nanotecnológica.[36]

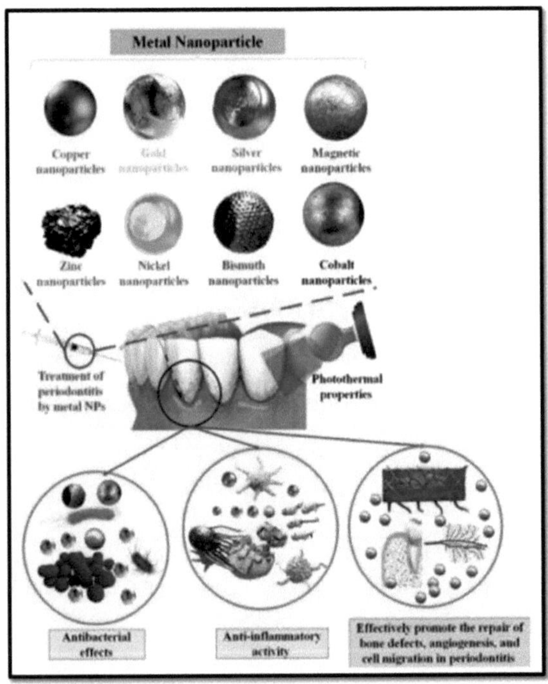

Figura 3

NANO-MATERIAIS

Os nanomateriais, na sua verdadeira aceção, são materiais com dimensões à escala nanométrica, normalmente entre 1 e 100 nanómetros (nm). A esta escala, estes materiais apresentam propriedades únicas e melhoradas em comparação com os seus homólogos maiores. Exemplos de tais propriedades melhoradas incluem melhor condutividade, maior resistência e propriedades magnéticas distintas. Um aspeto significativo dos materiais à nanoescala é a sua área de superfície substancialmente maior em comparação com materiais de maior escala com volumes semelhantes. Esta maior área de superfície proporciona mais oportunidades de interação com os materiais circundantes. A unidade básica de medida dos nanomateriais é o nanómetro (nm), derivado da palavra grega para anão. Em termos científicos, "nano" designa uma bilionésima parte (10^{-9}) de um todo, realçando a escala minúscula a que estes materiais operam.[37]

Um metro é a distância entre a ponta do nariz e a extremidade da mão (1 metro = 3,28 pés)

A milésima parte de um metro é o milímetro

↓

Um milésimo de milímetro é um micron, ou seja, um milésimo de um milésimo de metro ou um micron é um milionésimo de Q metro

↓

Um milésimo de mícron é um nanómetro, ou seja, um milésimo de milionésimo de metro (um bilionésimo de metro) (um bilionésimo de nanómetro é um metro)

↓

O nanómetro é aproximadamente a largura de seis átomos de carbono ligados e são necessários cerca de 40 000 para igualar a largura de um cabelo humano médio.

↓

Quando olhamos para algumas das partículas mais pequenas em termos de nanómetros.

1 polegada = 025.400.000nm

Hemácias = 7.000nm de diâmetro e 2.000nm de altura Leucócitos = 10.000nm de diâmetroÀ vírus- 100nmGama de nanopartículas de 1 a 100nm Fullerance-1nmPontos quânticos - 8nm Dentrímero-10nm ADN-2nm

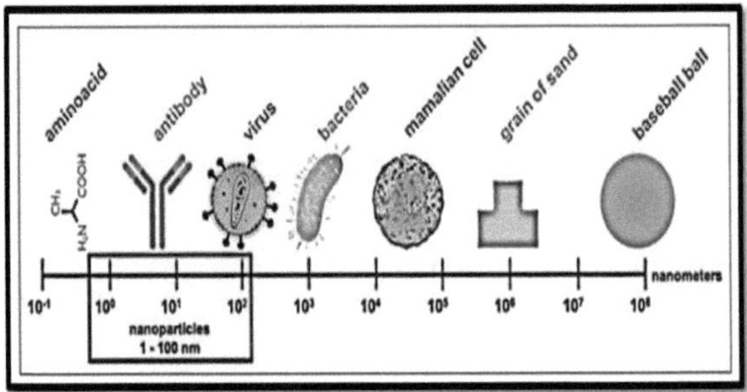

Figura 4: Tamanho das nanopartículas em comparação com outros materiais Conceitos fundamentais da nanotecnologia

Um objeto à nanoescala pode ser definido como aquele cuja dimensão se situa na gama nanométrica, ou seja, <100 nm em pelo menos uma dimensão (entre 0 e 100 nm). Um nanómetro é a bilionésima parte de um metro, 0,000000001 ou 10^{-9} m. [37]

Propriedades dos nanomateriais

As propriedades dos nanomateriais foram apresentadas pela primeira vez por Michael Farady em 1857, durante a preparação de nanopartículas de ouro.[38]

1. Os constituintes dos nanomateriais têm <100 nm numa dimensão mínima

2. Têm melhores propriedades de desempenho do que os materiais tradicionais e apresentam efeitos de superfície, efeitos de tamanho e efeitos quânticos notáveis

3. Têm propriedades químicas, magnéticas, ópticas e electro-ópticas diferentes

4. A propriedade significativa dos nanomateriais é a auto-montagem, através da qual se organizam independentemente em padrões ou estruturas sem qualquer intervenção de terceiros. [39]

ABORDAGENS À NANOTECNOLOGIA

Numerosas abordagens têm sido utilizadas com sucesso em nanotecnologia e, à medida que a tecnologia se desenvolve, poderão surgir outras abordagens. As abordagens utilizadas até agora têm sido geralmente ditadas pela tecnologia disponível e pela experiência dos investigadores envolvidos.[36]

Existem diferentes abordagens para o fabrico de nanopartículas, que incluem[40]

1) Abordagem ascendente

2) Abordagem especulativa

3) Abordagem biomimética

4) Abordagem descendente

5) Abordagem funcional

Destas, a abordagem mais convencional é a abordagem descendente.[41]

NANOTECNOLOGIA EM GRANDE ESCALA E VOLUME

A nanotecnologia está a ser amplamente investigada a nível internacional, e os governos e as organizações de investigação estão a gastar grandes quantidades de dinheiro e recursos humanos em nanotecnologia. Este facto gerou resultados científicos interessantes e potenciais aplicações comerciais, algumas das quais se traduziram em produtos produzidos em grande escala. No entanto, para se obterem benefícios comerciais muito superiores às aplicações à escala laboratorial, estas têm de ser comercializadas e, para isso, a nanotecnologia tem de entrar no domínio da nanofabricação. Isto implica a utilização das tecnologias disponíveis para produzir produtos em grande escala, o que é economicamente viável.[36]

Uma tecnologia de fabrico nanométrico deve ser:

• Capaz de produzir componentes com precisão nanométrica;

- Capaz de criar sistemas a partir destes componentes;
- Capacidade para produzir vários sistemas em simultâneo;
- Capaz de estruturar em três dimensões;
- Económica.[36]

As técnicas de fabrico ABORDAGEM TOP-DOWN

A indústria mais bem sucedida na utilização da abordagem descendente é a indústria eletrónica. Esta indústria utiliza técnicas que envolvem uma série de tecnologias, como a deposição química de vapor (CVD), a deposição física de vapor (PVD), a litografia (fotolitografia, feixe de electrões e litografia de raios X), a gravação por via húmida e por plasma, etc., para gerar estruturas funcionais à escala micro e nano (Fig.5). A evolução e o desenvolvimento destas tecnologias permitiram o aparecimento de numerosos produtos e dispositivos electrónicos que melhoraram a qualidade de vida em todo o mundo. As dimensões das características diminuíram continuamente de cerca de 75 µm para menos de 100 nm. Isto foi conseguido através de melhorias na tecnologia de deposição e, mais importante ainda, devido ao desenvolvimento de técnicas e equipamentos litográficos, como a litografia de raios X e a litografia por feixe de electrões.[36]

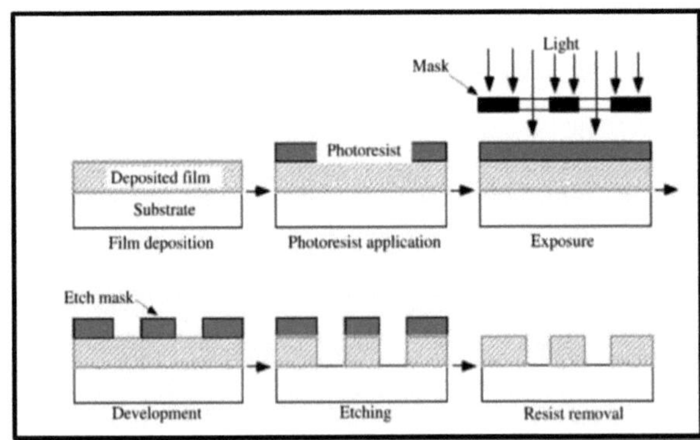

Figura 5: Uma sequência de processos típica utilizada na indústria eletrónica para gerar dispositivos funcionais à micro e à nanoescala.[42]

Técnicas como a litografia por feixe de electrões, a litografia por raios X e a litografia por feixe de iões têm todas vantagens em termos da resolução alcançada, mas têm desvantagens associadas ao custo, à "ótica" e aos efeitos prejudiciais no substrato. Estes métodos estão atualmente a ser investigados para melhorar o atual processo litográfico utilizado na indústria de CI. Com o desenvolvimento contínuo destas tecnologias, é muito provável que a transição da microtecnologia para a nanotecnologia venha a gerar toda uma nova geração de produtos e características interessantes. A Fig.6 apresenta uma demonstração do modo como várias técnicas podem ser combinadas para formar um "nano" copo de vinho. Neste exemplo, foi utilizado um feixe de iões focalizados e CVD para produzir esta nanoestrutura impressionante.

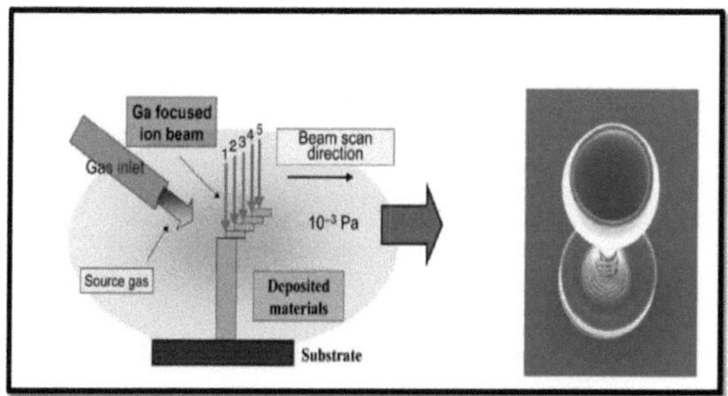

Figura 6: Demonstração do fabrico de nanoestruturas tridimensionais.[43]

A abordagem descendente é utilizada para aplicar vários revestimentos com o objetivo de melhorar a funcionalidade. Por exemplo, as endopróteses vasculares são revestidas utilizando a tecnologia CVD com revestimentos ultra-finos de carbono tipo diamante, a fim de melhorar a biocompatibilidade e o fluxo sanguíneo (Fig. 7). Camadas interfaciais graduadas de a-SixCy:H resultam numa redução significativa da fissuração e numa maior adesão.

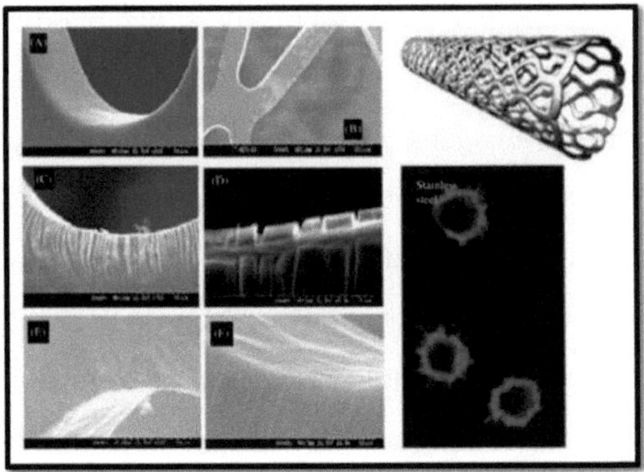

Figura 7: Exemplos de stents revestidos com carbono semelhante ao diamante utilizando a deposição de vapor químico melhorada por plasma.

36

ABORDAGEM ASCENDENTE

A abordagem ascendente consiste em fabricar nanoestruturas e dispositivos organizando-os átomo a átomo. **A microscopia de túnel de varrimento (STM)** foi utilizada para construir características atómicas nanométricas, como as letras IBM escritas com átomos de xénon em níquel[44] (Fig. 8). Embora isto seja bonito e excitante, não deixa de ser verdade que a experiência foi realizada em condições cuidadosamente controladas, ou seja, arrefecimento com hélio líquido, alto vácuo, e foram necessárias cerca de 24 horas para obter as letras correctas. Além disso, os átomos não estão ligados à superfície, mas apenas adsorvidos, e uma pequena alteração da temperatura ou da pressão deslocá-los-á. Desde esta demonstração, foram feitos avanços significativos no fabrico de nanomateriais.

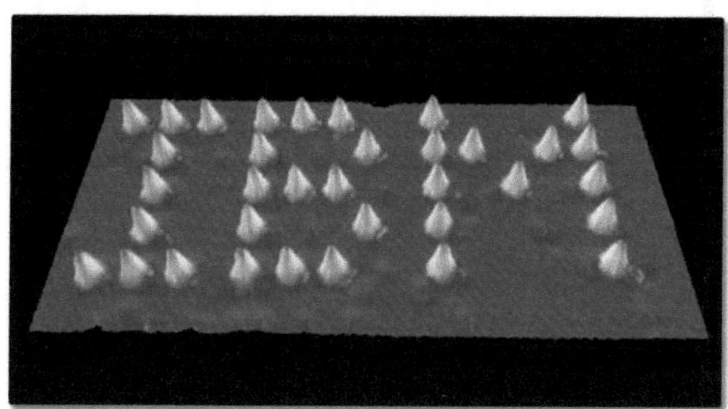

Figura 8

A descoberta da capacidade do STM para obter imagens de variações na distribuição da densidade dos electrões do estado superficial criou nos artistas uma compulsão para controlar completamente não só a paisagem atómica, mas também a paisagem eletrónica.[45] Aqui, posicionaram 48 átomos de ferro num anel circular para "encurralar" alguns electrões do estado superficial e forçá-los a entrar em estados "quânticos" da estrutura circular (Fig. 9). As ondulações no anel de átomos são a distribuição da densidade de um conjunto particular de estados quânticos do curral. Os artistas ficaram encantados ao descobrir que podiam prever o que se passa no curral resolvendo o clássico problema de valores próprios da mecânica quântica - uma partícula numa caixa de parede dura.[36]

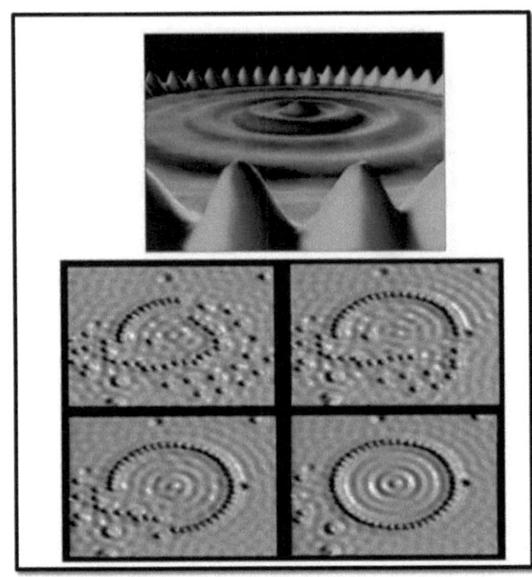

Figura 9: Confinamento de electrões em currais quânticos numa superfície metálica[9] .

Abordagem biomimética

• Esta abordagem utiliza microorganismos, incluindo fungos, bactérias ou vírus, para produzir nanopartículas

• Encontra-se na sua fase inicial e é necessária investigação adicional para manifestar a sua eficácia. [41]

GERAÇÕES DE NANOMATERIAIS

Michail (Mike) Roco, da Iniciativa Nacional de Nanotecnologia dos EUA, descreveu quatro gerações de desenvolvimento da nanotecnologia. A era atual, tal como Roco a descreve, é a das nanoestruturas passivas, materiais concebidos para executar uma única tarefa. A segunda fase, em que estamos agora a entrar, introduz nanoestruturas activas para múltiplas tarefas; por exemplo, actuadores, dispositivos de administração de medicamentos e sensores. Prevê-se que a terceira geração comece a surgir por volta de 2010 e apresentará nanosistemas com milhares de componentes que interagem entre si. Poucos anos depois, espera-se que sejam desenvolvidos os primeiros nanosistemas integrados, que funcionam (segundo Roco) de forma muito semelhante a uma célula de mamífero, com sistemas hierárquicos dentro de sistemas.[46]

1. **Primeira geração (2000-2005)** - Passiva (nanoestruturas de função estável), por exemplo, diagnósticos invasivos e não invasivos para monitorização rápida de doentes; revestimentos nanoestruturados - lipossomas e agentes de contraste para imagiologia.

2. **Segunda geração (2005-2010)** - Nanoestruturas activas (nanoestruturas com funções evolutivas), por exemplo, terapias contra o cancro orientadas; materiais nanoestruturados reactivos e sensores - pontos quânticos, nano-conchas e dendrímeros

3. **Terceira geração (2010-2015/20)** - Nanosistemas integrados, por exemplo, órgãos artificiais construídos a partir de nanoescalas; biossistemas evolutivos.

4. **Quarta geração (a partir de 2015/20)** - nanosistemas heterogéneos, por exemplo, moléculas destinadas a auto-montagem; terapias genéticas à escala nanométrica.[46]

APLICAÇÃO DA NANOTECNOLOGIA NA MEDICINA

A área médica da aplicação da nanociência é uma das mais valiosas, com muitos benefícios previstos para a humanidade. Este domínio da ciência trata principalmente do diagnóstico, tratamento e prevenção de doenças através da utilização de novas técnicas moleculares, desde "medicamentos inteligentes" que visam órgãos/células específicos até robôs em miniatura capazes de transportar materiais para dentro e para fora das células.

Várias áreas dos cuidados médicos estão já a beneficiar das vantagens que a nanotecnologia pode oferecer. Já se encontram no mercado sistemas de administração de medicamentos direccionados baseados na nanotecnologia. Outra área de interesse é a dos diagnósticos à escala nanométrica. O objetivo é identificar a doença numa fase tão precoce quanto possível. Os novos conceitos de medicina regenerativa também dão esperança a muitos doentes com falência de órgãos/lesões graves. Estão a ser investigadas muitas aplicações possíveis decorrentes desta ciência.

A nanotecnologia alarga os limites do diagnóstico molecular à nanoescala. Está a ser desenvolvida a tecnologia MEMS (sistema microeletromecânico), um laboratório numa pastilha, para diagnósticos mais rápidos de doenças que requerem menos amostras. São utilizados sensores capazes de detetar a genética, a maquilhagem de forma rápida e precisa, melhorando o conhecimento da predisposição das pessoas para doenças relacionadas com a genética. Os testes biológicos que medem a presença ou a atividade de determinadas substâncias tornam-se mais rápidos, mais sensíveis e mais flexíveis quando certas partículas à escala nanométrica são utilizadas como etiquetas/rótulos. São utilizadas nanopartículas magnéticas ligadas a anticorpos adequados, que são utilizados para marcar moléculas, estruturas ou microrganismos específicos.

Foi desenvolvida uma técnica de imunoensaio magnético em que o campo magnético gerado pelos alvos marcados magneticamente é detectado diretamente com um magnetómetro sensível. As nanopartículas de ouro marcadas com segmentos curtos de ADN podem ser utilizadas para detetar a sequência genética numa amostra. A codificação ótica multicolorida para ensaios biológicos foi conseguida através da incorporação de pontos quânticos de diferentes dimensões em microesferas de polímero. A tecnologia de nanoporos para análise de ácidos nucleicos no ADN converte cadeias únicas de atividade nucleotídica em assinaturas electrónicas. As nanomáquinas de ADN podem funcionar como detectores biomoleculares para ensaios homogéneos. Na microscopia de luz convencional, utilizaram nanobarcodes que são utilizados com padrões de decapagem preparados por deposição eletroquímica sequencial de metal e mostram uma refletividade diferente das tiras adjacentes.

Os pontos quânticos semicondutores fluorescentes são também promissores para a imagiologia celular de alta resolução e para a observação a longo prazo de moléculas individuais e dos seus movimentos no interior das células. As sondas quânticas podem ser ligadas a uma determinada proteína ou recetor para a monitorizar e ver com que outras moléculas interagem, em que parte da célula e as vias de sinalização que a proteína pode utilizar para desempenhar funções celulares normais e funções anormais que podem resultar em cancro. São muito mais resistentes do que outras sondas ópticas de imagem, o que lhes permite seguir os processos celulares durante períodos de tempo mais longos. Como estes pontos quânticos são nanocristais, proporcionam um bom contraste para a obtenção de imagens com um microscópio eletrónico. Podem ser utilizados para diagnosticar e tratar o cancro. Ajudam a localizar um tumor no corpo e a identificar o tipo de cancro ao nível celular. Estes pontos quânticos são marcados com cores diferentes para identificar diferentes processos celulares, diferentes cancros ou diferentes fases do mesmo cancro.

As nano-conchas, utilizadas para fins de diagnóstico, são constituídas por um núcleo de sílica revestido a ouro. São utilizadas para a deteção por imunoensaio e são conjugadas com anticorpos para reconhecer substâncias analíticas específicas e absorver luz infravermelha. A luz penetra no sangue.

Os nanosensores são utilizados para sondar o espaço interior de células vivas individuais. Nanossondas para a deteção das medições intracelulares de células individuais com um diâmetro de 40nm, bem como para a investigação da expressão genética. Medem a estrutura dos componentes biológicos numa única célula. As nanossondas também identificam sequências de ADN complementares. Os nanofios são biossensores capazes de detetar biomarcadores no sangue para nivelar as proteínas sanguíneas. As nanopartículas são utilizadas para a deteção precoce de doenças neurológicas, doenças cardiovasculares, cancro, etc.

As nanopartículas de contraste (metálicas, magnéticas, poliméricas) com um agente de orientação de anticorpos são úteis para a deteção de doenças cardiovasculares através da sua introdução na corrente sanguínea. As partículas são direccionadas para a proteína de uma placa aterosclerótica. As moléculas alvo podem ser alteradas de acordo com a doença a ser detectada. Podem ser utilizadas em conjunto com a ultrassonografia e o contraste que passam através dos capilares. Estas pequenas bolhas iluminam a ecografia e permitem detetar as alterações vasculares mais precoces associadas à malignidade do ovário.

Os nanorrobôs equipados com nanossensores são utilizados para detetar a necessidade de glucose em doentes diabéticos.
Ajudam a monitorizar o estado da doença.

Os MEMS (sistemas médicos micro/nano electroquímicos) são utilizados para o diagnóstico precoce e a prevenção de doenças. O MFB (biochip multifuncional) é um sistema multifuncional com receptores múltiplos que permite a deteção de vários tipos de alvos biológicos e, por conseguinte, é capaz de detetar várias doenças e também de fornecer informações sobre a mutação e a expressão dos genes.

Engenharia de tecidos

O objetivo da engenharia de tecidos é substituir ou restaurar as estruturas anatómicas e a função de tecidos ou órgãos danificados, lesionados ou em falta na sequência de qualquer lesão ou processo patológico, através da combinação de biomateriais, tecidos celulares e moléculas biologicamente activas. Têm potencial para criar órgãos e implantes artificiais através do crescimento de células em suportes artificiais ou revestimentos biossintéticos que aumentam a biocompatibilidade e reduzem a rejeição. Estes podem incluir implantes de retina, cocleares e neurais, reparação de células nervosas danificadas e substituição de pele, tecido ou osso danificados. Os enxertos de tecido regenerativo são concebidos à escala nanométrica para imitar o tecido nativo. São fabricados andaimes nanofibrosos que imitam a molécula de colagénio presente em muitos tecidos. Estes andaimes também ajudam na regeneração do tecido nervoso e têm um papel importante no aumento da vida das células cerebrais. Através desta técnica de engenharia, os ossos e os dentes são formados utilizando compósitos de nanopartículas inorgânicas de polímeros. Tubos de rede microscópicos com uma estrutura semelhante a um ramo imitam o sistema circulatório. A sonda de fibra ótica nanométrica é utilizada para localizar a molécula ou os genes alvo.

As moléculas bioactivas, como as citocinas, os factores de crescimento, os factores angiogénicos e os fármacos, são combinadas durante o processo de engenharia de tecidos para acelerar a regeneração dos tecidos e são incorporadas nas nanopartículas, fibras e tubos do andaime para fins de regeneração. Os nanotubos de carbono de paredes múltiplas são fabricados como andaimes que restauram, mantêm ou reforçam o tecido danificado. As nanofibras no andaime apoiam a fixação e a proliferação de células musculares lisas e fibroblastos. As nanofibras que contêm colagénio e os tecidos não tecidos são também fabricados para aplicação na cicatrização de feridas e utilizados como agentes hemostáticos.

A aplicação da engenharia de tecidos está apenas a começar e a sua aplicação limita-se ao seguinte:

• Conceção de um andaime biomaterial,

• Regulação da biomolécula no ambiente local,

• Andaimes de auto-montagem utilizando um lab-on-chip para melhor compreender o mecanismo de diferenciação e propagação celular e o desenvolvimento e formação de tecidos,

• Combinação funcional de biomoléculas com suportes de biomateriais sintéticos ou naturais para uma melhor regeneração,

• Modificação da superfície à nanoescala para melhorar a compatibilidade e a atividade biológica,

• Administração controlada e direccionada de medicamentos.

Nanorobótica

Trata-se da tecnologia de criação de robôs à escala microscópica dos nanómetros. Terão um diâmetro de 0,5 a 3 microns e dimensões na ordem de 1 a 100nm. Como são microscópicos, é necessário um grande número deles para realizar a sua ação. Estes são injectados no doente para realizar a necessidade de tratamento desejada, sendo utilizados principalmente para manter e proteger o corpo humano contra agentes patogénicos. A glucose/açúcar natural do corpo e o oxigénio podem ser a fonte da sua propulsão. Por vezes, os sinais acústicos também desempenham um papel importante no movimento do corpo. Quando a tarefa está concluída, são expulsos do corpo. Robert A. Freitas descreveu a sua motilidade para rastejar ou nadar através dos tecidos do corpo humano e adquirir energia, sendo estes controlados por computadores de bordo.

Os nanorrobôs são aplicados na erradicação de muitas doenças, no diagnóstico, etc. Alguns deles foram concebidos para atuar como células do próprio corpo, por exemplo: - são concebidos como glóbulos vermelhos, chamados respirocitos. São aplicados em cirurgia para intervenções minimamente invasivas. Os nanorrobôs estão equipados com nanosensores que ajudam a detetar muitas doenças, por exemplo: - detetar a necessidade de glucose em doentes diabéticos. Também são utilizados para o tratamento de doenças de pele, para remover a pele morta e o excesso de oleosidade e para a limpeza profunda dos poros. São utilizados nos elixires bucais para destruir as bactérias e permitir que a flora inofensiva da boca floresça num ecossistema saudável. O dispositivo identifica as partículas de alimentos, placa bacteriana ou tártaro, levanta-as dos dentes para as enxaguar e, como estão suspensas no líquido e são capazes de nadar, podem alcançar superfícies fora do alcance das cerdas dos dentes ou das fibras do fio dental. Aumentam o sistema imunitário, desactivando bactérias e vírus indesejados na corrente sanguínea, destroem a placa aterosclerótica, alargando o vaso sanguíneo afetado e prevenindo o ataque cardíaco. Detectam e quebram cálculos renais e penetram nas células tumorais e transportam medicamentos.

Os nanotubos são também aplicados em medicina, com paredes simples e múltiplas. Os nanotubos de carbono de parede simples são utilizados em diagnósticos experimentais. Constituem um suporte ideal para o crescimento de tecido ósseo e são utilizados em ossos partidos, promovendo a cicatrização, uma vez que imitam as fibras de colagénio e os cristais de hidroxiapatite do osso. Melhoram a resistência e a flexibilidade dos materiais ósseos artificiais, conduzindo a um novo tipo de fratura de enxerto ósseo e são importantes no tratamento da osteoporose.

A nanotecnologia como aplicação avançada no tratamento do cancro

As nanopartículas têm tido um enorme impacto no tratamento de vários tipos de cancro, como evidenciado pelos numerosos fármacos e sistemas de administração baseados em nanopartículas que estão a ser utilizados clinicamente. Exemplos de numerosos fármacos ou agentes terapêuticos baseados em lipossomas e polímeros foram apresentados em revisões recentes.[47]

O paclitaxel é um conhecido agente anticancerígeno utilizado no tratamento de vários tipos de cancro (como o do ovário, da pele, do esófago e do pulmão) (Kikuchi et al 2005; Abratt et al 2006; Chao et al 2006; De Giorgi et al 2006; Roof et al 2006; Worden et al 2006). Este medicamento interfere com as funções das células cancerígenas através da estabilização dos microtúbulos, resultando eventualmente em apoptose (Koziara et al 2006). O modo mais comum de administração deste fármaco insolúvel em água é sob a forma de uma solução em etanol (Taxol®), administrada juntamente com um solvente, o óleo de rícino polioxietilado (Cremophor® EL). Uma das principais deficiências desta abordagem tem sido os efeitos secundários associados ao Cremophor®, incluindo reacções de hipersensibilidade, que exigem a administração de esteróides e anti-histamínicos como pré-medicação (Zhang et al 2005a; Micha et al 2006). No início de 2005, uma forma diferente de paclitaxel, conhecida como Abraxane®, foi aprovada para uso clínico. Nesta forma, o paclitaxel é carregado em nanopartículas de um polímero natural, a albumina, utilizando um processo de emulsificação a alta pressão. Foi demonstrado que esta forma solúvel de paclitaxel não só elimina os efeitos secundários associados à utilização de Cremophor® (Micha et al 2006), como também proporciona alguns benefícios adicionais. O transportador de albumina melhora o transporte do fármaco da corrente sanguínea para o local do tumor e permite uma dosagem mais elevada do fármaco em comparação com o Taxol®. [48] A carga de paclitaxel em nanopartículas, no entanto, não abordou a multirresistência, um problema comum na terapia tumoral que surge quando as células cancerosas se adaptam aos estímulos expressando transportadores de efluxo ou outras proteínas na superfície (Gottesman et al 1996; Tomonaga et al 1996). Koziara e colegas (2006) tentaram ultrapassar este problema carregando o paclitaxel em nanopartículas de cera emulsionantes. A cera é um produto disponível comercialmente (Tween 80®), alternativamente conhecido como mono-oleato de polioxietileno 20-sorbitano. As nanopartículas foram preparadas aquecendo uma mistura de cera, fármaco e um agente tensioativo e, em seguida, emulsionadas. A eficácia destas nanopartículas carregadas com o fármaco foi avaliada num modelo de xenoenxerto murino (HCT-15) em que as células tumorais expressam a p-glicoproteína, um transportador de efluxo. Com a ajuda de uma experiência de controlo com Taxol®, considerou-se que a cessação do crescimento tumoral resultante se devia a uma combinação da superação da resistência (por perturbação inespecífica do citoesqueleto) e do efeito antiangiogénico do paclitaxel. Estes exemplos de diferentes versões de paclitaxel servem para ilustrar como diferentes estratégias de administração de fármacos baseadas em nanopartículas podem ser utilizadas para modular e melhorar o desempenho de um fármaco. Uma consideração importante na terapia tumoral é a interação entre agentes quimioterapêuticos e antiangiogénicos. Como salientaram Sengupta e colegas (2005), a rutura dos vasos sanguíneos tumorais pode ter impacto na administração do agente quimioterapêutico e também causar um aumento da expressão de factores associados à resistência aos medicamentos. Estes investigadores sintetizaram um sistema de administração de fármacos em nanopartículas com duas camadas: um núcleo de ácido poli-(lático-co-glicólico) (PLGA) conjugado com doxorrubicina encerrado num lipossoma composto por fosfolípidos conjugados com PEG (polietilenoglicol) e combretastatina. Neste caso, a doxorrubicina é o agente quimioterapêutico e a combretastatina é o agente antiangiogénico. O tamanho destas partículas multicamadas variava entre 80 e 120 nm. A estratégia subjacente consistia em entregar as partículas no local do tumor e depois libertar o fármaco lentamente através da degradação do núcleo de PLGA. Quando administradas por via intravenosa a ratinhos com tumores induzidos por células de carcinoma ou melanoma, as partículas foram prontamente absorvidas pelo tumor, o que é consistente com o aumento do tempo de permanência resultante da conjugação PEG (Harris e Chess 2003) e com a conhecida "fuga" dos vasos tumorais (também designada por efeito de permeabilidade e retenção reforçadas, ou EPR; os vasos tumorais têm poros de 400-600 nm) (Yuan et al 1995). As nanopartículas induziram uma inibição significativa do crescimento tumoral e prolongaram o tempo de vida dos animais.[49]

Doenças neurodegenerativas

O transporte de fármacos para o sistema nervoso central continua a ser um desafio no desenvolvimento de tratamentos eficazes para as doenças neurodegenerativas (Garcia-Garcia et al 2005; Popovic e Brundin 2006). Uma parte importante deste desafio é ultrapassar a tendência natural da barreira hemato-encefálica (BBB) para bloquear o transporte de fármacos. Esta barreira foi concebida para proteger o cérebro de substâncias estranhas e de infecções transmitidas pelo sangue, mas não consegue reconhecer muitos compostos terapêuticos. Consequentemente, têm de ser administradas doses elevadas, com riscos acrescidos de efeitos secundários adversos.

Nanodiagnóstico

Os dispositivos de nanodiagnóstico são utilizados para a identificação precoce de doenças a nível celular e molecular. A nanomedicina pode aumentar a eficácia e a fiabilidade dos diagnósticos in vitro, utilizando nanodispositivos selectivos na recolha de amostras de fluidos e tecidos humanos e efectuando múltiplas análises a nível subcelular. Numa perspetiva in vivo, os nanodispositivos podem ser introduzidos no organismo para identificar a existência precoce de uma doença ou para identificar e quantificar moléculas tóxicas, células tumorais, etc.

Medicina regenerativa

Um domínio multidisciplinar em evolução que se ocupa principalmente da melhoria e manutenção de células, tecidos e órgãos através de métodos de terapia celular e de engenharia de tecidos. Com a ajuda da nanotecnologia, é possível interagir com componentes celulares, influenciar a proliferação e a diferenciação celulares e controlar a produção e a organização das matrizes extracelulares. Atualmente, a nanomedicina utiliza nanopartículas estruturadas, como os dendrímeros e as nano-cascas, para atingir tecidos e órgãos específicos.

Estas nanopartículas funcionam como agentes de diagnóstico e terapêuticos antivirais, antitumorais ou anticancerígenos. No futuro, serão concebidos nanodispositivos complexos e mesmo nanorrobôs para obter os resultados mais influentes. A nanotecnologia molecular parece proporcionar um progresso intenso no diagnóstico de problemas médicos, bem como na manutenção e melhoria da saúde humana a nível molecular.[49]

APLICAÇÕES EM MEDICINA DENTÁRIA CLÍNICA

A nanotecnologia tem um interesse crescente no futuro das aplicações dentárias, o que levou ao aparecimento de um novo domínio chamado nanodentistry. Este domínio torna possível a manutenção de uma saúde oral quase perfeita através da utilização de nanomateriais, da engenharia de tecidos e da nanorrobótica. Trabalha ao nível molecular, átomo a átomo, para criar estruturas de grandes dimensões com propriedades e funções fundamentalmente novas.

A investigação é orientada para a produção de uma vasta gama de diferentes estruturas em mini-escala.

As técnicas de fabrico dividem-se em duas abordagens:

1) Abordagem "de cima para baixo" através da qual se esculpem e fabricam pequenos materiais e componentes utilizando objectos maiores.

2) abordagens "bottom-up" para a construção de objectos maiores a partir de blocos de construção mais pequenos.

Os nanorrobôs descritos neste domínio têm uma motilidade específica para nadar através do tecido humano e conseguir penetrações. Adquirem energia e são controlados por computadores de bordo. O dentista transmite ordens diretamente aos nanorrobóticos in vivo através de sinais acústicos.

Os nanorrobôs não pirogénicos utilizados in vivo são o teflon a granel, o pó de carbono e a safira monocristalina. Os nanorrobôs pirogénicos são a alumina, a sílica e os oligoelementos como o cobre e o zinco. Se a pirogenicidade inerente à superfície dos nanodispositivos não puder ser evitada, a via pirogénica é controlada por nanorrobôs médicos in vivo.

Os nanorrobôs podem libertar inibidores e antagonistas da via pirogénica de uma forma orientada para absorver seletivamente os pirogénios endógenos, modificá-los quimicamente e depois libertá-los de novo no organismo sob uma forma inofensiva e inactivada.

Aplicação das nanotecnologias à medicina dentária em:-

• Ciência de diagnóstico

• Ciências dos materiais dentários

• Medicina dentária preventiva

• Procedimentos cirúrgicos dentários

• A aplicação é ainda categorizada em: -

A nanodentística como abordagem ascendente

1. Anestesia local

Na era da nanodentística, será instilada na gengiva do paciente uma suspensão coliodal contendo milhões de robôs dentários micronizados analgésicos activos. Depois de entrarem em contacto com a superfície da coroa ou da mucosa, os nanorrobôs ambulantes chegam à polpa através do sulco gengival, da lâmina própria e dos túbulos dentinários. Uma vez instalados na polpa, os robots dentários analgésicos podem ser comandados pelo dentista para eliminar toda a sensibilidade num determinado dente que necessite de tratamento. Uma vez concluídos os procedimentos orais, o dentista ordena aos nanorrobôs que restaurem toda a sensibilidade, que abandonem o controlo do tráfego nervoso e que saiam do dente por vias semelhantes às utilizadas para a entrada. Os analgésicos nanorrobóticos oferecem maior conforto ao doente, redução da ansiedade, ausência de agulhas, maior seletividade, controlo do efeito analgésico, ação reversível.

2. Cura de hipersensibilidade

A hipersensibilidade dentinária pode ser causada por alterações na pressão transmitida hidrodinamicamente à polpa. Esta hipótese baseia-se no facto de os dentes hipersensíveis terem uma densidade superficial de túbulos dentinários 8 vezes superior e túbulos com diâmetros duas vezes maiores do que nos dentes sensíveis. Os nanorrobôs dentários poderiam ocluir selectiva e precisamente túbulos seleccionados em minutos, utilizando materiais biológicos nativos, oferecendo aos pacientes uma cura rápida e permanente.

3. Reparação de dentes

As técnicas nanodentárias para a reparação de dentes importantes podem evoluir ao longo de várias fases de desenvolvimento tecnológico, utilizando primeiro a engenharia genética, a engenharia de tecidos e a regeneração de tecidos e, mais tarde, o crescimento de dentes novos in vitro e a sua instalação. Em última análise, o fabrico nanorrobótico e a instalação de um dente substituto biologicamente autólogo, incluindo componentes minerais e celulares, por exemplo, uma terapia de substituição completa da dentição, deverá ser viável no tempo e com os condicionalismos económicos de uma visita normal ao consultório, utilizando uma instalação de fabrico de secretária acessível no consultório do dentista.

4. Renaturalização de dentes

Os procedimentos de renaturalização da dentição podem tornar-se uma adição popular à prática dentária típica, fornecendo métodos perfeitos para a medicina dentária estética. Esta tendência pode começar com os pacientes que desejam que as suas amálgamas dentárias antigas sejam escavadas e os seus dentes sejam reconstruídos com materiais biológicos nativos.

5. Durabilidade e cosmética dentária

A durabilidade e o aspeto dos dentes podem ser melhorados substituindo as camadas superiores de esmalte por safira e diamante puros, que podem ser mais resistentes à fratura como compósitos nanoestruturados, possivelmente incluindo nanotubos de carbono incorporados.

6. Nanorrobôs ortodônticos

Podem manipular diretamente os tecidos periodontais, permitindo o endireitamento rápido e indolor dos dentes, a rotação e o reposicionamento vertical em minutos ou horas.

7. Fotossensibilizadores e transportadores

Os pontos quânticos podem ser utilizados como fotossensibilizadores e transportadores. Podem ligar-se ao anticorpo presente na superfície da célula-alvo e, quando estimulados por luz UV, dão origem a espécies reactivas de oxigénio, sendo assim letais para a célula-alvo.

8. Diagnóstico do cancro oral

A saliva contém vários marcadores proteómicos e genómicos para a identificação molecular de doenças. O exossoma, uma vesícula secretora ligada à membrana, é um dos marcadores, cujo nível está aumentado na malignidade. Foi estudado por microscopia de força atómica, que utiliza nanopartículas. O cancro oral pode também ser diagnosticado por sistemas nanoelectromecânicos, testes de nanosensores de fluidos orais e um nanosensor ótico.[41]

A nanodentística como abordagem descendente

1. Nanocompósitos

Devido aos efeitos de superfície significativos das nanopartículas, aos efeitos de tamanho e aos efeitos quânticos, os nanocompósitos apresentam geralmente propriedades de desempenho muito melhores do que os materiais tradicionais. As propriedades relevantes melhoradas incluem maior dureza e rigidez, maior transparência, maior resistência ao risco, à abrasão, ao solvente e ao calor e menor permeabilidade ao gás. Além disso, as nanopartículas têm também algumas propriedades especiais, tais como propriedades químicas, ópticas, magnéticas e electro-ópticas, que diferem das propriedades das moléculas individuais ou do material a granel. As micro cargas em materiais compósitos e micro núcleos são utilizadas há muito tempo em medicina dentária. Embora o tamanho das partículas de carga não possa ser condensado abaixo de 100 nm, as nanopartículas de compósito são suficientemente minúsculas para serem fabricadas a nível molecular. As nanopartículas melhoram a resistência à compressão do material utilizado. As partículas de enchimento de tamanho submicrónico, como o dióxido de zircónio, são também essenciais para melhorar a capacidade de polimento dos compósitos, bem como a sua estética. No entanto, quando são utilizadas partículas deste tamanho, o material pode ser mais propenso a fragilidades, fissuras e fracturas após a cura. Para ultrapassar este problema, são utilizados compósitos híbridos e compósitos com uma distribuição mais alargada de partículas de carga. Embora estes compósitos apresentem uma melhor resistência e estética, são fracos devido à aglomeração das nanopartículas. Este problema pode ser ultrapassado através da incorporação de uma partícula de revestimento patenteada durante o processo de fabrico, eliminando assim os pontos fracos e proporcionando uma resistência consistente ao longo de todo o "preenchimento" do núcleo. Além disso, a dispersão uniforme das nanopartículas resulta numa consistência mais suave e cremosa e melhora as suas características de fluxo. Assim que o material é curado para o seu estado endurecido, as propriedades contribuem para a polibilidade semelhante à da dentina.[50]

A Nanoproducts Corporation fabricou com sucesso nanopartículas de deserto não aglomeradas que são homogeneamente distribuídas em resinas ou revestimentos para produzir nanocompósitos. O nanofiller utilizado inclui um pó de alumino-silicato com um tamanho médio de partícula de 80 ran e uma relação 1:4 M de alumina para sílica e um índice de refração de 1,508.[51]

Vantagens

• Dureza superior

• Resistência à flexão, módulo de elasticidade e translucidez superiores

• Redução de 50% na retração do enchimento

• Excelentes propriedades de manuseamento

Nome comercial: Filtek O Supreme Universal Restorative P Lire Nano O

2. Nanosolução

A Nanosolutions produz nanopartículas únicas e dispersíveis, que podem ser utilizadas em agentes de colagem. Isto assegura a homogeneidade e garante que o adesivo é sempre perfeitamente misturado

Nome comercial: Adper O Single Bond Plus Adhesive Single Bond

3. Materiais de impressão

Os nanocarregadores são integrados em vinilpolissiloxanos, produzindo uma adição única de materiais de impressão de siloxano. O material tem uma melhor fluidez, propriedades hidrofílicas melhoradas e maior precisão de pormenor.

Nome comercial: Nanotech Elite H-D

4. Nanoencapsulação

O SWRI [South West Research Institute] desenvolveu sistemas de libertação orientada que incluem nanocápsulas com novas vacinas, antibióticos e medicamentos com efeitos secundários reduzidos. Atualmente, a Universidade de Osaka, no Japão, desenvolveu em 2003 a libertação orientada de genes e medicamentos no fígado humano. As partículas L do envelope do vírus da hepatite B foram modificadas para formar nanopartículas ocas com um péptido indispensável para a entrada específica do vírus no fígado humano. Futuras nanopartículas especializadas poderão ser projectadas para atingir os tecidos orais, incluindo células derivadas do periodonto [Yamada et al,. 2003]

5. Outros produtos fabricados pela SWRI

a. Vestuário de proteção e máscaras de filtração, utilizando nanoemulsões e nanopartículas antipatogénicas.

b. Apêndices médicos para uma cura instantânea.

- Nanofibras biodegradáveis - plataforma de distribuição de hemostáticos

- Pensos para feridas com nanofibras de seda em desenvolvimento

- Partículas de prata nanocristalinas com propriedades antimicrobianas em pensos para feridas [Acticoat TM, UK]

c. Nanocarreadores de orientação óssea

Foi desenvolvido um biomaterial à base de fosfato de cálcio. Este biomaterial ósseo é uma pasta facilmente fluida e moldável que se adapta e interdigita com o osso hospedeiro. Apoia o crescimento de cartilagem e células ósseas.

6. Nanoneedles e nanoanestesia

Os cristais de aço inoxidável nanométricos são assimilados a agulhas de sutura e, num futuro próximo, as cirurgias celulares poderão ser possíveis com nanopinças. A gengiva do paciente é instilada com uma suspensão coloidal contendo robôs dentários activos de tamanho micronizado que respondem de acordo com o dentista. Os nanorobots podem então chegar à polpa através do sulco gengival, da lâmina própria ou dos túbulos dentinários. Ao chegarem à dentina, os nanorrobôs entram nos orifícios dos túbulos dentinários, que têm 1-4 µm de diâmetro, e avançam em direção à polpa, guiados por vários gradientes químicos que estão todos sob o controlo de um nanocomputador dirigido por um dentista. Os nanorrobôs podem completar a sua viagem até à câmara pulpar em cerca de 100 s. A presença de várias células, como células gengivais humanas, fibroblastos pulpares, cementoblastos e odontoblastos, sugere que esta viagem é viável apenas para nanorrobôs de dimensão celular com mobilidade semelhante. À medida que estes nanorrobôs atravessam o esmalte, a dentina e depois chegam à polpa, os nanorrobôs dentários analgésicos podem ser controlados pelo dentista para selar toda a sensibilidade no dente selecionado que requer tratamento. Quando o dentista permite o ícone do dente desejado no monitor de controlo portátil, o dente é imediatamente anestesiado. Uma vez terminado o procedimento oral, o dentista dá instruções aos nanorrobôs, através das mesmas ligações de dados acústicos, para restaurarem toda a sensibilidade e para se libertarem do dente pelo mesmo caminho. Esta técnica analgésica é amiga do paciente, pois reduz a ansiedade e a fobia da agulha. Mais importante ainda, é um procedimento rápido e completamente reversível. Para além disso, esta anestesia tem menos efeitos secundários ou complicações na cavidade oral.[52]

Nome comercial: Sandvik Bioline, agulhas RK 91TM [AB Sandvik, Suécia].

Estão também a ser desenvolvidas nanopinças que tornarão possível a cirurgia celular num futuro próximo

7. Materiais de substituição óssea

As nanopartículas de hidroxiapatite utilizadas para tratar defeitos ósseos são

OstimR (Osartis GmbH, Alemanha) HA VITOSSO (Orthovita, Inc, EUA) HA +TCP NanOSSTM (Angstrom Medica, EUA) HA

8. Diagnóstico salivar

O teste do nanosensor de fluido oral é um sistema integrado, portátil, automatizado e fácil de utilizar que permitirá a deteção simultânea e rápida de múltiplos alvos de proteínas salivares e ácidos nucleicos. Este sensor é utilizado para detetar e rastrear o estado da doença.

Utilização em ortodontia

O robô ortodôntico permite a verticalização, rotação e reposicionamento vertical dos dentes sem dor, bem como a rápida reparação dos tecidos. Atualmente, está a ser estudado um novo fio de aço inoxidável que utiliza nanotecnologia e que combina uma resistência ultraelevada com uma boa deformabilidade, resistência à corrosão e acabamento superficial.

Nanoencapsulamento

Os sistemas de libertação dirigida que incorporam nanocápsulas estão ainda a ser testados para inclusão em vacinas e antibióticos utilizados pelos doentes.[50]

Engenharia de nanotecidos (biomimética)

A substituição completa da dentição é a substituição de todo o dente, juntamente com os seus componentes celulares e minerais. Isto é conseguido através da utilização combinada de abordagens como a nanotecnologia, a engenharia genética e a engenharia de tecidos. Chan et al. reformularam o esmalte dentário, o tecido mais duro do corpo humano, utilizando unidades microarquitectónicas particularmente organizadas, designadas por nanobastões. A substituição completa da dentição com recurso à nanotecnologia pode, assim, ser útil em casos de comprometimento.

Nanofibras

As nanofibras com uma área de superfície maior por unidade de massa, quando comparadas com as microfibras de polímero, permitem uma adição mais fácil de funcionalidades de superfície. Assim, estas podem ser eficazmente aplicadas em sistemas de administração de medicamentos e em suportes de engenharia de tecidos em medicina dentária. Por exemplo, Arestin.[41]

NANOTECNOLOGIA EM PERIODONTIA

O periodonto, constituído pelos tecidos de suporte do dente: gengiva e aparelho de fixação - ligamento periodontal, cemento e compartimentos ósseos alveolares, tem estruturas especializadas que definem as respectivas funções. Todos eles funcionam em conjunto e integram-se de forma dinâmica e influenciam-se mutuamente. A função fisiológica correcta do periodonto só pode ser alcançada através da preservação da integridade estrutural e da interação intrincada entre os seus quatro componentes variados. O periodonto é suscetível de sofrer alterações morfológicas e funcionais, para além das alterações relacionadas com a idade.[53]

O tratamento tradicional SRP e a cirurgia de retalho, seguido de cuidados periodontais de apoio pós-operatórios adequados, tem sido bem sucedido na gestão de doenças periodontais progressivas.[53]

As nanopartículas (NPs), que são especializadas com partículas de dimensão nanométrica, podem ser concebidas para atingir os tecidos orais, incluindo as células derivadas do periodonto. Os nanobiossensores são úteis para o diagnóstico de doenças periodontais. Estes sensores detectam os componentes presentes nos fluidos corporais, como a saliva, o sangue e o FGC. Imitam os mecanismos celulares que ocorrem naturalmente. Proporcionam um método eficaz e eficiente para diagnosticar uma condição/doença num doente e para detetar o biomarcador suscetível de estar presente na respiração exalada, o que é útil para medir as concentrações de medicamentos.54

As nanopartículas oferecem muitas vantagens para a administração de agentes bioactivos e medicamentos.[55]

Os nanorrobôs são formas em miniatura de máquinas reais à escala nanométrica concebidas para funcionar num ambiente molecular. São utilizados no interior do periodonto para destruir os agentes patogénicos associados à doença. Começam por detetar os agentes patogénicos através de nanobiossensores e, mais tarde, são injectados na gengiva/mucosa do doente e dirigidos para o local da doença. São também utilizados para administrar medicamentos, injetar anestésicos locais e para fins de diagnóstico. Os nanorrobôs são regulados por computadores de bordo quando o dentista envia sinais para os respectivos procedimentos de tratamento.[55]

Os dentifrícios nanorrobóticos (dentifrobots) são dispositivos de habitação suboclusais fornecidos por elixir bucal/pasta dentífrica. Possuem a capacidade de inspecionar diariamente todas as áreas acima e abaixo da margem gengival, transformando as substâncias orgânicas retidas em vapores inodoros e removendo continuamente o cálculo. São quase invisíveis (1 a 10nm), talvez em número de 103 a 105 por boca e rastejando a uma velocidade de 1 a 10 micrómetros por segundo, podendo ter uma motilidade semelhante à das amebas. São evitados nas superfícies oclusais, uma vez que podem ser esmagados pelo desgaste dentário. Os dentifrobots podem reconhecer e eliminar bactérias nocivas que habitam na placa bacteriana e noutros locais, permitindo que 500 ou mais espécies de microflora oral inofensiva floresçam num ecossistema saudável. Proporciona uma barreira consistente contra a halitose, uma vez que a decomposição bacteriana representa o principal processo metabólico que contribui para o mau odor oral.[20]

Os dentifrobots invisivelmente pequenos (1-10 μ), que rastejam a 1-10 μ/s, têm a vantagem de serem baratos e seguros, uma vez que são apenas dispositivos mecânicos que se desactivariam em segurança se fossem engolidos.[56]

Nanomouthwash

O instituto dentário de Leeds, nos EUA, fabricou elixires bucais que matam as bactérias que produzem placa bacteriana quando a luz é projectada na boca, actuando por terapia foto dinâmica. O elixir bucal utiliza moléculas específicas que podem ser absorvidas pelas bactérias na boca e destruir os agentes patogénicos. Os elixires bucais que contêm tetracaína, um anestésico local, são utilizados em doentes com cancro da cabeça e do pescoço que possam ter recebido radioterapia e tenham tendência para sofrer de mucosite. O enxaguamento alivia a dor. São eficazes, mais rápidos e com uma ação prolongada do que os tipos de lidocaína. São utilizados 30 minutos antes e depois das refeições, seis vezes por dia. Os elixires biónicos contêm partículas de prata à escala nanométrica que são úteis para matar as bactérias que causam as doenças periodontais.

A pasta de dentes Nanorama contém ouro de tamanho nanométrico eficaz na desinfeção das bactérias orais e também contém ácido-tocoferol, sílica hidratada, flúor, ácido fosfórico de sódio, etc. A pasta de dentes é mais eficaz no branqueamento e na limpeza para melhorar o aspeto estético e a saúde dos dentes. Previne a formação de placa bacteriana, cáries, gengivite e promove uma boa higiene oral. Ajudam na remoção de estomatite e mascaram a halitose. Os cristais de hidroxiapatite, conhecidos por serem um dos constituintes do esmalte dentário, são sintetizados como cristais nanométricos que têm sido utilizados na pasta de dentes como cristais de nanohidroxiapatite. Estes formam uma película protetora no esmalte dos dentes e até restauram a superfície das áreas danificadas.

Nanomateriais para a manutenção da higiene oral

Os nanorrobôs estão a ser integrados em fórmulas de elixir bucal para a deteção e erradicação eficazes de bactérias patogénicas que podem causar gengivite e periodontite, deixando assim a flora oral inofensiva florescer no ecossistema oral. Num futuro próximo, prevê-se que os nanorrobôs incorporados na pasta de dentes proporcionem uma remoção contínua do cálculo supra e subgengival. Além disso, oferecerão uma defesa contínua contra a halitose, visando as bactérias responsáveis pela geração de compostos voláteis que contribuem para o mau hálito.[57]

A pasta de dentes Nano contém peróxido de cálcio utilizado em forma de miniatura que penetra nas mais pequenas fendas interdentárias e assegura um branqueamento eficaz. Também se adiciona nanosilver, que actua como agente antimicrobiano. BiominF é um tipo de pasta de dentes que promove a mineralização dos dentes. Este tipo pode ser utilizado para revitalizar os dentes, tornando-os menos sensíveis. A pasta de dentes sensível Theramed s.o.s com nanopartículas de fosfato de cálcio utiliza uma tecnologia única de reparação da dentina baseada na nanotecnologia para construir uma película protetora na superfície do dente e reduz a sensibilidade dos nervos do dente à dor.

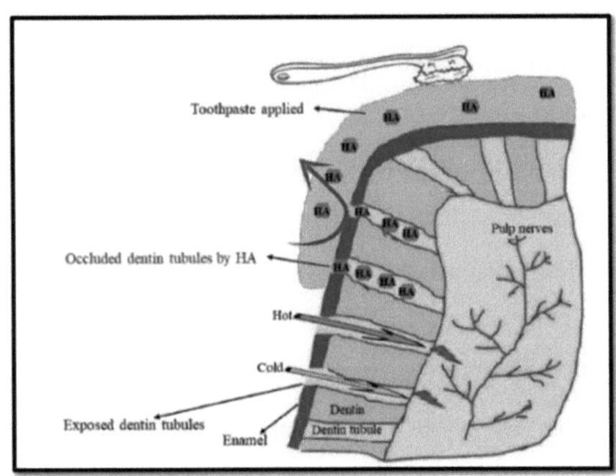

Figura 10: Pasta de dentes Nano-HAP na redução da hipersensibilidade dentária.

A utilização da nanotecnologia na nano pasta dentífrica apresenta uma solução viável. Os poros existentes nos prismas da superfície do esmalte facilitam a acumulação de bactérias nas porosidades da hidroxiapatite (HAP), que constituem uma porção substancial do esmalte dentinário (aproximadamente 70-80% de dentina e 97% de esmalte)[58] . As pastas de dentes nanométricas são promissoras na selagem de microporos, na melhoria da estética dos dentes e no reforço da resistência dos dentes contra as cáries.[23] Nas pastas dentífricas, são atualmente utilizadas nanopartículas, incluindo agentes branqueadores como o TiO2, HAP, carvão vegetal, nanotubos de carbono, entre outros.[59,60,61.]

A pasta de dentes branqueadora Swissdent nano limpa e fortalece as gengivas e os dentes e branqueia sem produtos químicos e branqueadores, removendo também o tártaro. Ajuda na cura de infecções orais e adoça o hálito. A Swiss dent cosmetics desenvolveu muitas formulações de pasta de dentes que podem branquear os dentes para fumadores, bebedores de café e chá e também proteger contra cáries.

Escova

A escova de dentes Nano Enabled reduz significativamente as bactérias, tanto na boca como na própria escova de dentes. A propriedade bactericida das NPs de ouro deve-se ao facto de penetrarem nas paredes celulares das bactérias e de as matarem instantaneamente. Estas escovas de dentes com nanopartículas ajudam efetivamente a remover a placa bacteriana em pessoas com mobilidade reduzida. Quando comparadas com escovas de dentes não revestidas, as escovas com nano-activações diminuem significativamente a contagem de Streptococcus mutans e também permitem uma baixa contagem de placa bacteriana. Verificou-se também que as cerdas destas escovas têm mais bactérias não viáveis do que as cerdas de nylon convencionais. Embora existam muitas vantagens, a principal desvantagem é a libertação de nanopartículas das cerdas das escovas de dentes. Estas NPs libertadas podem constituir um fator de risco, causando um potencial perigo ambiental e citotoxicidade.[62]

• As escovas de dentes com nanotecnologia de ouro são particularmente úteis para quem procura dentes brancos de uma forma natural. Além disso, o ouro possui propriedades antibacterianas adicionais.[63]

• As nanopartículas de óxido de zinco são conhecidas pela sua excelente atividade antimicrobiana e antioxidante. As nanopartículas de óxido de zinco podem, assim, ser utilizadas incorporadas na escova de dentes, a fim de conferir a sua atividade antimicrobiana tanto à cavidade oral como às cerdas da escova de dentes. As nanopartículas de óxido de zinco verde são também conhecidas por contrariar todos os efeitos secundários das nanopartículas de óxido de zinco preparadas quimicamente.[62]

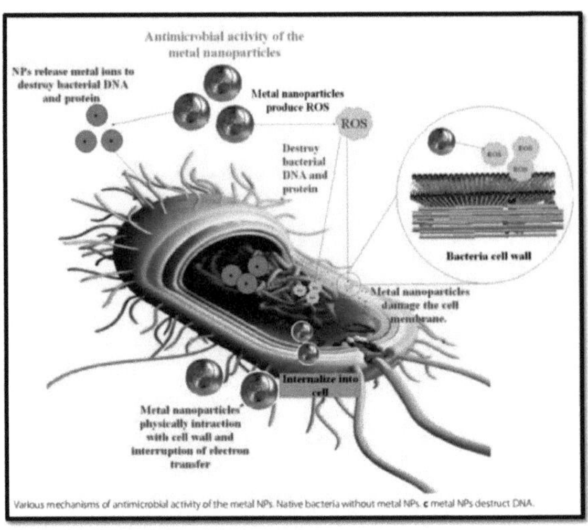

Figura 11

Uso do fio dental

Os fios dentais também foram concebidos através da nanotecnologia. São fabricados com um material polimérico patenteado que proporciona uma experiência de utilização do fio dentário de alta tecnologia, ultra fino e ultra deslizante. As nanopartículas estão impregnadas no material do fio dentário, tornando-o mais preciso para utilizar áreas de grande alcance.

Administração de medicamentos periodontais

A periodontite pode ser tratada através da administração local de medicamentos, que não tem os efeitos secundários da administração sistémica de medicamentos, como a resistência aos antibióticos, as reacções adversas aos medicamentos e a dosagem elevada. A administração local de fármacos tem a vantagem de ser efectuada num local específico, de exigir uma dose baixa, de contornar o metabolismo de primeira passagem, de reduzir os efeitos secundários gastrointestinais e de diminuir a frequência de administração. Estão disponíveis várias tecnologias de administração à base de polímeros, tais como películas, pastilhas, tiras, fibras, nanopartículas e nanofibras. [67]

Estes sistemas têm excelentes propriedades mucoadesivas e são biocompatíveis e biodegradáveis. Pinon Segundo et al. (2005) desenvolveram um novo sistema de administração de medicamentos contendo nanoesferas compostas por polímeros biodegradáveis.[68] Na preparação das nanopartículas, foram utilizados como estabilizadores o poli D-lactídeo, o coglicosídeo, o poli D-L-lactídeo, o ftalato de acetato de celulose e o álcool polivinílico. 18 Foi realizado um estudo preliminar in vivo com as nanopartículas em cães, tendo sido determinados apenas o índice gengival (IG) e a hemorragia à sondagem (BOP). No que diz respeito ao índice gengival (IG), nos dias 1 e 8, verificou-se que foi detectada uma inflamação grave nos locais de controlo em comparação com os locais experimentais. Concluiu-se que as nanopartículas de triclosan foram capazes de reduzir a inflamação dos locais experimentais.[55] A tetraciclina foi incorporada em microesferas para administração de medicamentos por meios locais e utilizada numa bolsa periodontal.[69] Futuros sistemas de administração de medicamentos, tais como esferas ocas, nanotubos e nanocompósitos, poderão ser utilizados no tratamento periodontal. A injeção local de nanopartículas carregadas com curcumina num modelo de doença periodontal demonstrou uma diminuição notável da perda óssea alveolar.[70]

As vantagens potenciais da administração de nanomedicamentos em comparação com os transportadores à base de emulsão e as micropartículas são as seguintes

1. Características de libertação controlada, estabilidade melhorada e dissolução em meio aquoso.

2. Aumento do transporte através da membrana celular, o que reduz a depuração e aumenta a biodisponibilidade.

3. Melhoria da capacidade de carga do fármaco devido ao aumento da área de superfície por unidade de massa e maior reatividade da superfície.[71]

Aplicação de plasma laser acoplado à nanotecnologia em periodontia

As nanopartículas de dióxido de titânio (TiO2), quando aplicadas na superfície da pele humana através de uma emulsão semelhante a um gel, apresentam propriedades e efeitos extraordinários - como ondas de choque, microabrasão e estimulação da produção de colagénio por degradação quando irradiadas com um impulso laser. As características únicas das nanopartículas à base de TiO2 combinadas com a irradiação laser podem ser aplicadas numa série de tratamentos, incluindo o tratamento da doença periodontal, a despigmentação da gengiva e incisões em tecidos moles sem necessidade de anestesia[72]

NANOTECNOLOGIA APLICADA AO IMPLANTE

A nanotecnologia em Implantologia minimizou o tempo necessário para a colocação. O sucesso do implante depende da força da osseointegração, ou ligação, que se forma entre a superfície do implante e o osso. Os implantes dentários que utilizam nanotecnologia reduzem substancialmente o tempo e aceleram a osseointegração. Acelera efetivamente o crescimento ósseo e aumenta a previsibilidade. Além disso, estão a ser desenvolvidas novas técnicas de revestimento para fixar o mineral do osso, a hidroxiapatite, e os fosfatos de cálcio (CaP) associados à superfície dos implantes. Numerosas investigações demonstraram que estes revestimentos de CaP conferiam aos implantes de titânio uma superfície osteocondutora.[64,65] Após o implante, a dissolução dos revestimentos de CaP na área peri-implantar aumentou a saturação do sangue e a força iónica, levando à precipitação de nanocristais de apatite biológica nas superfícies dos implantes. A matriz extracelular do tecido ósseo é produzida por células osteoprogenitoras, que são incentivadas a aderir a esta camada de apatite biológica através da incorporação de proteínas. Para além disso, também foi demonstrado que os osteoclastos, as células de reabsorção óssea, são capazes de degradar os revestimentos de CaP através de vias enzimáticas e criam poços de reabsorção na superfície revestida.[65] Finalmente, a aplicação de revestimentos de CaP em superfícies metálicas acelera a osteointegração dos implantes através da ligação óssea direta, em contraste com as superfícies não revestidas. Para obter um contacto ósseo direto nas superfícies dos implantes, a questão é fabricar revestimentos de CaP que se degradem a um ritmo semelhante ao da aposição óssea.[66]

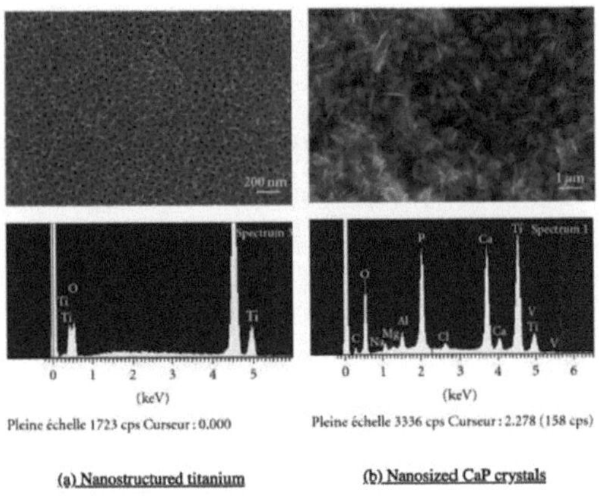

Figura 12

Foram realizadas micrografias electrónicas de varrimento e análises de raios X por dispersão de energia em (a) uma superfície de titânio nanoestruturada obtida por anodização e (b) um revestimento fino de fosfato de cálcio (CaP) à escala nanométrica sobre titânio criado por deposição eletroquímica. Em particular, observe a disposição uniforme dos nanoporos de TiO2 com cerca de 100 nm de diâmetro e a presença de cristais de CaP nanométricos nas superfícies de titânio. Numerosos estudos demonstraram que os primeiros eventos que se seguem à inserção de implantes dentários, tais como a adsorção de proteínas, o desenvolvimento de coágulos sanguíneos e o comportamento das células, são grandemente influenciados por superfícies com controlo à nanoescala. Estes eventos iniciais têm um impacto efetivo na migração, adesão e diferenciação das células estaminais mesenquimais. No final, as superfícies nanoestruturadas podem ditar as características dos tecidos peri-implantares, regulando as vias de diferenciação em determinadas linhagens.[66]

A Biomet 3i introduziu novos implantes dentários denominados NanoTite, fabricados através da adição de depósitos de cristais de fosfato de cálcio a cerca de 50%, criando uma superfície complexa no implante para ligação ao osso. A BIOMET 3i foi a primeira a produzir implantes orientados fisiologicamente;

ganhou reconhecimento pela sua superfície microtexturizada OSSEOTITE® a uma escala global e, mais tarde, pelos implantes de superfície nanométrica Bone Bonding® NanoTite™. A Nano Interface Technology, Inc. (NITI) foi pioneira em revestimentos ultra-puros, económicos e baseados em nanotecnologia para implantes dentários. Apresenta uma excelente qualidade do produto e enormes benefícios clínicos. Este tipo de implante aumenta a vida útil de 12 para 20 anos.

REVISÃO DA LITERATURA

Ripamonti U, et al., 1997,[73] discutiu a intersecção entre a engenharia de tecidos e a regeneração periodontal, destacando o potencial das proteínas morfogénicas ósseas (BMPs) na promoção da regeneração dos tecidos periodontais, como o cemento, o osso alveolar e o ligamento periodontal. Descrevem os princípios fundamentais da engenharia de tecidos, salientando a importância dos sinais reguladores, das células estaminais e da matriz extracelular no fabrico de tecidos. No geral, a revisão sugere perspectivas promissoras para a aplicação de BMPs e estratégias de engenharia de tecidos na regeneração periodontal. Os rápidos avanços na biologia molecular das BMPs e dos seus receptores abrem caminho a abordagens inovadoras para a engenharia da regeneração dos tecidos periodontais, oferecendo potenciais soluções para a gestão da doença periodontal e para a reparação dos tecidos dentários.

Kim BI, et al., 2006[74] teve como objetivo avaliar os efeitos de branqueamento dentário de um dentífrico contendo hidroxiapatite de tamanho nanométrico (Nano-HA) em comparação com dentífricos comercialmente disponíveis com diferentes componentes abrasivos. Foram avaliados três tipos de dentífricos: O Grupo 1 utilizou o dentífrico de Nano-HA, enquanto os Grupos 2 e 3 utilizaram dentífricos disponíveis no mercado com sílica e multifosfato ou sílica e abrasivos de HA de tamanho micro, respetivamente. Os resultados indicaram que todas as pastas dentífricas produziram diferenças significativas na alteração média da cor antes e depois da escovagem. No entanto, não houve diferenças significativas na mudança de cor entre os grupos. Embora a pasta de dentes Nano-HA não tenha apresentado efeitos de branqueamento superiores em comparação com as pastas de dentes branqueadoras disponíveis no mercado, mostrou uma eficácia semelhante. Esta semelhança pode ser atribuída às propriedades físicas da Nano-HA, que aumentam a dimensão da superfície e potencialmente facilitam a remineralização.

Botelho MA, et al., 2010[75] teve como objetivo avaliar a eficácia de um gel nanoestruturado de doxiciclina (DOX) a 8,5% na prevenção da perda óssea alveolar na doença periodontal experimental (DPE) em ratos, utilizando a microscopia de força atómica (AFM) em modo tapping. A EPD foi induzida em 24 ratos Wistar, e estes foram divididos em quatro grupos: Naïve (sem EPD ou tratamento), não tratados (EPD mas sem tratamento), veículo gel (EPD tratada com veículo gel), e DOX (EPD tratada com 8,5% DOX gel). O gel de DOX foi aplicado topicamente imediatamente após a indução da EPD e três vezes por dia durante 11 dias. Este estudo conclui que o novo método de preparação de amostras proporcionou resolução ultra-estrutural para imagens AFM, confirmando a preservação da estrutura periodontal com sulcos mais planos no grupo DOX. Isto sugere que o gel de doxiciclina preveniu eficazmente a perda óssea alveolar na doença periodontal experimental em ratos.

Gupta I, et al., 2023[76] teve como objetivo avaliar e comparar a oclusão dos túbulos dentinários utilizando pasta dentífrica contendo nano-hidroxiapatite (n-HAP) e elixir bucal num microscópio eletrónico de varrimento. Os espécimes foram divididos aleatoriamente em dois grupos: um grupo de pasta dentífrica e um grupo de elixir bucal, cada um constituído por cinco espécimes. A percentagem de túbulos dentinários ocluídos foi avaliada no início, no 7º, 14º, 21º e 28º dias.

Os resultados indicaram que o grupo da pasta de dentes exibiu uma maior percentagem de túbulos dentinários ocluídos em comparação com o grupo do elixir bucal em todos os pontos de tempo (7º, 14º, 21º e 28º dias). O estudo conclui que a escovagem duas vezes por dia com pasta dentífrica contendo n-HAP durante 28 dias ocluiu eficazmente os túbulos dentinários.

Lotfipour F, et al., 2013[77] apresentaram a preparação de nanopartículas (NPs) de poli (ácido lático-co-glicólico) (PLGA) carregadas com Vancomicina (VCM) e compararam os seus efeitos antimicrobianos com uma solução do fármaco contra isolados clínicos de Enterococcus. A vancomicina, um antibiótico glicopeptídeo eficaz contra bactérias gram-positivas, é frequentemente mal absorvida pelo trato intestinal. As bactérias Enterococcus, conhecidas pela sua resistência a vários antibióticos, colocam desafios significativos em ambientes de cuidados de saúde. As NPs de PLGA carregadas com VCM foram sintetizadas utilizando o método de evaporação de solvente W1/O/W2. As comparações dos valores da Concentração Inibitória Mínima (CIM) revelaram uma diminuição notável da atividade antimicrobiana das NPs carregadas com VCM em comparação com a solução do fármaco. Além disso, o estudo concluiu que a eficácia das NPs contra isolados de Enterococcus resistentes ao VCM era inferior à dos isolados susceptíveis ao VCM. O efeito antimicrobiano reduzido das NPs formuladas em condições in vitro pode ser atribuído à forte interação eletrostática entre o fármaco hidrofílico (VCM) e o polímero hidrofóbico (PLGA), resultando numa libertação lenta do antibiótico das NPs poliméricas. Estes resultados sublinham a complexidade da formulação de agentes antimicrobianos sob a forma de nanopartículas e realçam a importância de compreender os mecanismos subjacentes à cinética de libertação do fármaco e à atividade antimicrobiana em tais formulações.

Wood NJ, et al., 2015[78] teve como objetivo explorar o potencial da utilização de nanopartículas (NPs) de hexametafosfato de clorexidina (CHX) como revestimento de implantes dentários para combater a colonização por bactérias orais patogénicas. Os implantes dentários são vulneráveis à colonização bacteriana, que pode levar a inflamação, destruição óssea e falha do implante.

As superfícies revestidas com CHX HMP NP demonstraram eficácia antimicrobiana contra Streptococcus gordonii, uma bactéria colonizadora primária da cavidade oral, no espaço de 8 horas. A eficácia antimicrobiana foi ainda maior na presença de uma película adquirida, uma fina camada de proteínas salivares que reveste as superfícies dentárias, sugerindo que a película ajuda a reter a CHX solúvel, aumentando assim o seu efeito antimicrobiano. Em termos gerais, este estudo sugere que as NPs HMP de CHX podem ser um material de revestimento promissor para implantes dentários, proporcionando uma libertação sustentada de CHX e uma atividade antimicrobiana eficaz contra bactérias orais, reduzindo potencialmente o risco de inflamação, destruição óssea e fracasso do implante.

Shokuhfar T, et al., 2013[79] propôs uma nova abordagem para o desenvolvimento de implantes médicos com eluição de fármacos utilizando nanotubos de dióxido de titânio (TiO2). A libertação direta de fármacos a partir da superfície do implante pode minimizar os efeitos secundários sistémicos. Este estudo teve como objetivo encapsular um fármaco anti-inflamatório, o naproxeno de sódio, no interior de nanotubos de TiO2 biocompatíveis, utilizando um processo de difusão auto-sustentado. Estes nanotubos carregados com o fármaco podem servir como transportadores de fármacos autónomos ou como modificações de superfície para implantes ortopédicos e dentários. É importante notar que o processo de difusão auto-sustentada ocorre à temperatura ambiente e à pressão ambiente, preservando a química do fármaco e a estrutura dos nanotubos de TiO2. A disponibilidade de transportadores de fármacos biocompatíveis de TiO2 sugere que este método pode ser alargado a outros sistemas de fármacos, eliminando potencialmente a citotoxicidade associada aos métodos convencionais de administração de fármacos. Globalmente, esta tecnologia oferece uma abordagem promissora para o desenvolvimento de implantes médicos mais seguros e mais eficazes.

Amaral M, et al., 2008[80] investigaram a citotoxicidade e a biocompatibilidade de revestimentos de diamante nanocristalino (NCD), que possuem propriedades notáveis, tais como baixa rugosidade da superfície, dureza excecional, baixo coeficiente de atrito e resistência ao desgaste e à corrosão. Estas propriedades tornam os revestimentos de NCD ideais para aplicações médicas, como próteses do joelho e da anca, bem como instrumentos cirúrgicos. Foram efectuados ensaios de biocompatibilidade específicos para aplicações em tecido ósseo, semeando osteoblastos derivados da medula óssea humana em amostras revestidas com NCD durante 21 dias. Estes testes revelaram que os revestimentos NCD não só induziram a proliferação de osteoblastos humanos, como também estimularam a expressão de marcadores de diferenciação, ultrapassando o desempenho das placas de cultura de tecidos de poliestireno padrão.

Globalmente, o estudo sugere que os revestimentos NCD produzidos por HFCVD apresentam perfis promissores de biocompatibilidade e citotoxicidade, o que os torna adequados para aplicações médicas, particularmente em ortopedia e instrumentos cirúrgicos.

Kamimura M, et al., 2013[81] descreveram o desenvolvimento e a avaliação de uma nanopartícula sensível ao pH (PNP) carregada com o fármaco anticancerígeno doxorrubicina (DOX@PNP) para melhorar a quimioterapia, particularmente em células cancerígenas multirresistentes (MDR). O PNP foi preparado utilizando um copolímero em bloco anfifílico original, poli(etilenoglicol)-b-poli(4-vinilbenzilfosfonato) (PEG-b- PVBP), com grupos fosfato no seu segmento hidrofóbico. Foram efectuados ensaios de citotoxicidade in vitro utilizando células de carcinoma epidermoide humano sensíveis a fármacos (KB-3-1) e duas linhas de células KB MDR (KB-C-2 e KB/MRP), que exprimem em excesso diferentes transportadores de efluxo de fármacos. Os resultados mostraram que a DOX@PNP apresentou menor citotoxicidade contra as células KB-3-1 em comparação com a DOX livre, mas apresentou maior citotoxicidade contra as células MDR. É importante notar que a citotoxicidade da DOX@PNP contra as células KB-C-2 foi significativamente mais elevada do que contra as células KB/MRP, o que indica diferentes mecanismos de refluxo do fármaco através do transportador de cassetes de ligação ao ATP (ABC).

Li CX, Wang, et al., 2020[82] teve como objetivo avaliar prospectivamente a perda óssea marginal (MBL) a longo prazo e a estabilidade de um implante nano-modificado auto-montável em comparação com um implante convencional em pacientes com diabetes mellitus tipo 2.

Foram incluídos vinte e cinco pacientes com diabetes tipo 2 e cada paciente recebeu um implante convencional e um implante nano-modificado em diferentes locais. A estabilidade do implante foi medida utilizando a análise de frequência de ressonância (RFA) e a MBL foi avaliada utilizando radiografia panorâmica desde a descoberta do implante até ao seguimento de quatro anos. Os resultados não indicaram qualquer diferença significativa no quociente de estabilidade do implante entre os dois grupos, exceto na inserção do implante. No entanto, a MBL à volta do implante nano-modificado apresentou uma alteração decrescente em comparação com o grupo do implante convencional, desde a descoberta até às fases de carga da osseointegração. Em conclusão, o implante nano-modificado de auto-montagem mostrou uma estabilidade potencialmente aumentada e um MBL reduzido durante as fases iniciais da osteointegração em doentes com diabetes mellitus tipo 2.

Nagahara A, et al., 2013[83] investigaram o efeito bactericida da terapia fotodinâmica antimicrobiana (aPDT) utilizando um novo fotossensibilizador, o verde de indocianina (ICG), carregado em nanoesferas e irradiado com um laser de díodo de baixo nível com um comprimento de onda de 805 nm, em Porphyromonas gingivalis. As nanoesferas carregadas de ICG revestidas com quitosano (ICG-Nano/c) foram concebidas como fotossensibilizador. Foram preparadas soluções contendo P. gingivalis com ou sem ICG-Nano/c (ou ICG) e irradiadas com um laser de díodo, ou sem irradiação laser como controlo negativo. Os resultados mostraram que o ICG-Nano/c aderiu à superfície de P. gingivalis. A irradiação laser com ICG-Nano/c reduziu significativamente o número de P. gingivalis, resultando numa redução de aproximadamente 2-log10 na contagem bacteriana. O efeito bactericida mais significativo foi observado no grupo RPT 100 ms. No entanto, a irradiação laser com ICG, bem como sem um fotossensibilizador, não teve qualquer efeito no número de bactérias.

Em conclusão, a ICG-Nano/c combinada com a irradiação laser de díodo de baixo nível demonstrou um efeito semelhante ao da aPDT, potencialmente adequado para a terapia periodontal fotodinâmica.

Memarzadeh K, et al., 2015[84] introduziu uma nova abordagem utilizando nanopartículas de óxido de zinco (nZnO) como material de revestimento para evitar a adesão bacteriana e promover o crescimento de osteoblastos em implantes ortopédicos e dentários. Foi utilizada a atomização electro-hidrodinâmica (EHDA) para depositar misturas de nZnO e nanohidroxiapatite (nHA) em substratos de vidro. A atividade antimicrobiana dos substratos nano-revestidos foi avaliada expondo-os a Staphylococcus aureus suspensos em solução salina tamponada ou soro bovino. Os resultados mostraram que os substratos revestidos com 100% de nZnO ou com um composto de 75% de nZnO/25% de nHA apresentaram uma atividade antimicrobiana significativa. Além disso, foi investigado o impacto do nZnO na função dos osteoblastos. As células UMR-106 expostas a sobrenadantes de nZnO apresentaram uma toxicidade mínima e as células MG-63 cultivadas em substratos de nZnO não libertaram citocinas inflamatórias TNF-α e IL-6. Os estudos de proliferação e diferenciação indicaram que os substratos revestidos exclusivamente com nZnO eram mais eficientes do que os revestimentos de superfície compostos. A análise microscópica, incluindo microscopia eletrónica e de luz, juntamente com a coloração por imunofluorescência, demonstrou que vários tipos de células, incluindo células mesenquimais humanas (hMSC), mantiveram a morfologia normal quando aderiram aos substratos nano-revestidos. Em conclusão, o estudo sugere que o nZnO pode servir como um material de revestimento ideal para futuros implantes ósseos, oferecendo propriedades antimicrobianas e biocompatibilidade. Esta nova abordagem tem o potencial de aumentar a taxa de sucesso dos implantes ortopédicos e dentários, minimizando o risco de infeção e promovendo a integração óssea.

Fujihara K, et al., 2005[85] centrou-se no fabrico e avaliação de novas membranas de regeneração óssea guiada (ROG) utilizando nanofibras compósitas de policaprolactona (PCL)/CaCO3. Foram utilizadas duas proporções diferentes de PCL para carbonato de cálcio (CaCO3) para criar as nanofibras compósitas (PCL:CaCO3=75:25 wt% e 25:75 wt%). O método de electrospinning foi utilizado para fabricar com sucesso as nanofibras compósitas, e a presença de nanopartículas de CaCO3 na superfície das nanofibras foi confirmada através da análise de raios X dispersos em energia (EDX). Em termos gerais, o estudo sugere que as nanofibras compósitas de PCL/CaCO3 são promissoras para membranas GBR devido ao seu potencial para promover a fixação de osteoblastos. Outras investigações poderão explorar a aplicação destas membranas em procedimentos de regeneração óssea.

Azhdarzadeh M, et al., 2012[86] teve como objetivo preparar nanopartículas (NPs) de azitromicina (AZI) utilizando o polímero PLGA e comparar a sua eficácia com a solução de AZI não tratada contra bactérias indicadoras. As actividades antibacterianas das NPs preparadas e da solução de AZI não tratada foram testadas contra Escherichia coli, Haemophilus influenzae e Streptococcus pneumoniae utilizando difusão em poço de ágar. Os diâmetros da zona de inibição (IZD) da nano-formulação foram comparados com o AZI não tratado. Os valores da Concentração Inibitória Média (CIM) do AZI foram determinados utilizando o método de diluição em série em meio de caldo nutriente.

Os resultados mostraram que o IZD médio das nanoformulações para todas as bactérias indicadoras foi significativamente mais elevado do que o do AZI não tratado (P<0,01). A maior eficácia antibacteriana foi mais proeminente nas espécies gram-positivas. Os valores de CIM das NPs contra as bactérias testadas foram reduzidos 8 vezes em comparação com os do AZI não tratado.

Em conclusão, o estudo demonstrou uma maior potência das NPs AZI, atribuída a características de superfície modificadas, maior adsorção e absorção de fármacos. Estes resultados sugerem o potencial das NPs AZI como um tratamento antibacteriano mais eficaz, particularmente contra bactérias gram-positivas.

Li J, Wang Y, et al., 2024[87] explorou o potencial da nanotecnologia no desenvolvimento de novos materiais terapêuticos periodontais, centrando-se particularmente nas propriedades antimicrobianas das nanopartículas de sílica mesoporosa dopadas com metal.

Os investigadores sintetizaram 16 combinações diferentes de nanomateriais de sílica mesoporosa, incorporando 11 metais diferentes, incluindo prata, zinco, cobre, ouro, paládio, ruténio, platina, níquel, cério, alumínio e zircónio. Foram efectuados vários testes de suscetibilidade para avaliar as propriedades antibacterianas destas nanopartículas de sílica dopadas com metais. Os resultados indicam que as nanopartículas de sílica dopadas com prata e zinco sintetizadas através do método sol-gel apresentam uma atividade antimicrobiana eficaz contra micróbios causadores de periodontite. Este estudo pioneiro lança luz sobre o potencial da sílica mesoporosa TUD-1 carregada de metal como agentes antimicrobianos não só para a periodontite, mas também para outras doenças infecciosas.

CONCLUSÃO

Atualmente, a nanotecnologia é o campo mais dinâmico da ciência e da tecnologia, impulsionado pelos seus avanços pioneiros. Engloba várias áreas de investigação cujas dimensões se caracterizam por serem inferiores a 1.000 nanómetros. A nanotecnologia serve de base a numerosos avanços tecnológicos no século XXI. Uma área emergente denominada nanomedicina resultou do interesse crescente nas potenciais aplicações medicinais da nanotecnologia. Com a invenção dos nanorrobôs, previu-se que esta área poderia destruir vírus e células cancerígenas e reparar estruturas danificadas. Na periodontia, embora o objetivo de regeneração completa dos tecidos periodontais, como o cemento, o ligamento periodontal e o osso, possa não ser possível, os recentes avanços na nanotecnologia e nos nanomateriais oferecem esperança de um melhor tratamento da doença periodontal. O trabalho atual centra-se no desenvolvimento, em particular, de nanopartículas e nanotubos para a gestão periodontal. Prevê-se que esta tendência continue a evoluir positivamente no futuro, esperando-se mais avanços à medida que mais nanotecnologias forem exploradas comercialmente.

REFERÊNCIAS

1. Oredugba, F.A., 2006. Utilização de serviços de saúde oral e resultados orais em crianças com necessidades especiais em Lagos, Nigéria. Spec. Care Dent. 26, 59-65.

2. Brennan, M.T., Kent, M.L., Fox, P.C., Norton, H.J., Lockhart, P.B., 2007. The impact of oral disease and nonsurgical treatment on bacteremia in children (O impacto da doença oral e do tratamento não cirúrgico na bacteremia em crianças). J. Am. Dent. Assoc. 138, 80-85.

3. Elsalanty, M.E., Genecov, D.G., 2009. Enxertos ósseos em cirurgia craniofacial. Cran. Trauma Recon. 2, 125-134.

4. Baldi, D., Izzotti, A., Bonica, P., Pera, P., Pulliero, A., 2009. Doenças periodontais degenerativas e osteonecrose oral: o papel das interacções gene-ambiente. Mutat. Res. 667, 118-131.

5. Epstein, J.B., Kish, R.V., Hallajian, L., Sciubba, J., 2015. Cancro da cabeça e pescoço, oral e orofaríngeo: uma revisão de casos médico-legais. Oral. Surg. Oral Med. Oral Pathol. Oral Radiol. 119, 177-186.

6. Glickman I, Carranza FA. Glickman's clinical periodontology. Philadel- 2. phia: WB Saunders Company; 1990.

7. Amato M, et al. Sistemas de entrega local e de libertação controlada de fármacos: uma nova abordagem para o tratamento clínico da periodontite. Pharmaceutics. 2023;15(4):1312.

8. Ryan ME. Nonsurgical approaches for the treatment of periodontal diseases (Abordagens não cirúrgicas para o tratamento de doenças 4. periodontais). Dent Clin. 2005;49(3):611-36

9. Nasiri, K., Masoumi, S.M., Amini, S. et al. Recent advances in metal

nanoparticles to treat periodontitis. J Nanobiotechnol **21**, 283 (2023).

10. Fowler EB, Breault LG, Cuenin MF. A doença periodontal e a sua associação com a doença sistémica. Mil Med. 2001;166(1):85-9.

11. Abdelghany TM, et al. Phytofabrication of zinc oxide nanoparticles with advanced characterization and its antioxidant, anticancer, and antimicrobial activity against pathogenic microorganisms. Biomass Conv Biorefnery. 2023;13(1):417-30.

12. Cho MI, Garant PR. Desenvolvimento e estrutura geral do periodonto. Periodontol 2000 2000;24:9-27.

13. Galler, K.M., D'souza, R.N., 2011. Abordagens de engenharia de tecidos para a medicina dentária regenerativa. Regen. Med. 6, 111-124.

14. Kim, E.-S., Ahn, E.H., Dvir, T., Kim, D.-H., 2014. Abordagens nanotecnológicas emergentes em engenharia de tecidos e medicina regenerativa. Int. J. Nanomed. 9, 1-5.

15. Jha, R.K., Jha, P.K., Chaudhury, K., Rana, S.V.S., Guha, S.K., 2014. Uma interface emergente entre as ciências da vida e a nanotecnologia: estado atual e perspectivas dos cuidados de saúde reprodutiva auxiliados pela nanobiotecnologia. Nano Rev. 5, 10.

16. Balshaw, D.M., Philbert, M., Suk, W.A., 2005. Estratégias de investigação para a avaliação da segurança dos nanomateriais. Parte III: tecnologias à nanoescala para avaliar os riscos e melhorar a saúde pública. Toxicol. Sci. 88, 298-306.

17. Abiodun-Solanke, I.M.F., Ajayi, D.M., Arigbede, A.O., 2014. Nanotecnologia e sua aplicação em odontologia. Ann. Med. Health Sci. Res. 4, 171-177.

18. Gupta R, Tomer AK, Dubey S (2017) Avanços recentes no domínio da

nanotecnologia: A review. Journal of Dental and Medical Sciences 16 (1): 14-18.

19. Khurshid Z, Zafar M, Qasim S, Shahab S, Naseem M, Abureqaiba A (2015) Avanços na nanotecnologia para a medicina dentária de restauração. Materials 8: 717-731.

20. Iadiz MAR, Bamedi M, Fakour SR (2017) Doenças peridontais e nanotecnologia recentemente aplicada: Um artigo de revisão. Saúde 9: 345-351.

21. Chung SH, Park YS. Entrega local de medicamentos em endodontia: A literature review (2017) Journal of Drug Delivery Science and Technology. 39: 334-340.

22. Batra P, Mushtaq A, Mazumder J, Rizvi MS, Miglani R (2016) Nanopartículas e suas aplicações em ortodontia. Adv Dent Oral Health 2 (2): 1-10.

23. Lee SJ, Heo M, Lee D, Han S, Moon JH, Lim HN, Kwon K (2017) Preparação e caraterização de resina ortodôntica antibacteriana contendo nanopartículas de prata. Ciência da Superfície Aplicada.

24. Wang W, Liao S, Zhu Y, Liu M, Zhao Q, Fu Y (2015) Aplicações recentes de nanomateriais em prótese dentária. Journal of Nanomaterials. http://dx.doi.org/10.1155/2015/408643.

25. Shradhanjali A, Bouzid T, Sinitskii A, Yul Lim J (2017) Grafeno para aplicações em implantes dentários. Adv Dent & Oral Health 4 (4): 1-3.

26. Cao D, Zhang Y, Li Y, Shi X, Gong H, Feng D, Guo X, Shi Z, Zhu S, Cui Z (2017) Fabrico de um revestimento super-hidrofóbico para prevenir a microinfiltração numa restauração de compósito dentário. Mater Sci Eng C Mater Biol Appl 1 (78): 333-340.

27. Chieruzzi M, Pagano S, Moretti S, Pinna R, Milia E, Torre L, Eramo S (2016) Nanomateriais para engenharia de tecidos em medicina dentária. Nanomaterials 6 (134): 1-21.

28. Abou-Neel EA, Bozec L, Perez RA, Kim HW, Knowles JC (2015) Nanotecnologia em medicina dentária: prevenção, diagnóstico e terapia. Inter J Nanomed 10: 6371-6394.

29. Ribeiro LNM, Franz-Montan M, Márcia C. Breitkreitz MC, Alcântara ACS, Castro SR, Guilherme VA, Barbosa RM, De Paula E (2016) Transportadores lipídicos nanoestruturados como sistemas robustos para libertação tópica de lidocaína-prilocaína em medicina dentária. European Journal of Pharmaceutical Sciences 93: 192-202.

30. Larrea A, Clemente A, Luque-Michel E, Sebastian V (2017) Produção eficiente de bio-nanomateriais híbridos por emulsificação contínua em microcanais: Nanopartículas de SiO2 dopadas com corante e Au- PLGA. Jornal de Engenharia Química 316: 663-672.

31. Poovi G (2017) Desafios e oportunidades farmacológicas biofísico-químicas na conceção de nanopartículas poliméricas. J Bionanosci 11: 87-104.

32. Besinis A, De Peralta T, Tredwin CJ, Handy RD (2015) Revisão dos nanomateriais em medicina dentária: interação com o microambiente oral, aplicações clínicas, perigos e benefícios. ACS Nano 9 (3): 2255-2289.

33. R.P. Feynman, There is plenty of room at the bottom, Eng. Sci. 23 (1960) 22 36.

34. Tanaguchi, On the basic concept of nanotechnology, in: 1974 Proc. ICPE.

35. Subramani k, Elhissi a, Subbiah u, Ahmed w. Introdução à nanotecnologia. Em nanobiomateriais em odontologia clínica 2019 Jan 1 (Pp. 3-18). Elsevier.

36. Kelsall, r.w., Hamley, i.w. e Geoghegan, m., 2005. Nanoscale Science And Technology. 203-36.

37. Thenappan p, Rajaram v, Ramakrishnan t, Burnicenalinakumari c, Mahendra j. Nanotechnology In Periodontics: An Overview. Atualização Médico-Legal. 2020;20:2272-7 Doi: https://Doi.Org/10.37506/Mlu.v20i4.2182.

38. Sree, l., Balasubramanian, b. e Deepa, d., 2013. Nanotecnologia em odontologia - uma revisão. Int j Dent Sci Res, 1, 40-4 Doi: 10.12691/Ijdsr-1-2-4.

39. Heuer Ah, Fink Dj, Laraia Vj, Arias Jl, Calvert Pd, Kendall k, Messing Gl, Blackwell j, Rieke Pc, Thompson Dh, Et al. Innovative Materials Processing Strategies: A Biomimetic Approach. Science. 1992 Feb 28;255(5048):1098-105. Doi: 10.1126/Science.1546311. Pmid: 1546311.

40. R.G., Shiva & Rana, Anju. (2015). Nanotecnologia na gestão periodontal. Jornal de Pesquisa Oral Avançada. 6. 1-8. 10.1177/2229411220150101.

41. B. Bushan, Springer Handbook of Nanotechnology, Springer, 2003, pp. 147-180.
42. Fujii T, Iwasaki K, Munekane M, Takeuchi T, Hasuda M, Asahata T, Kiyohara M, Kogure T, Kijima Y, Kaito T. Uma nanofábrica através de um feixe de iões focalizado. Journal of Micromechanics and Microengineering. 2005 Sep 6;15(10):S286.

43. Eigler DM, Schweizer EK. Posicionamento de átomos individuais com um microscópio de varrimento por efeito de túnel. Nature. 1990 Abr 5;344(6266):524-6.

44. Crommie MF, Lutz CP, Eigler DM. Confinamento de electrões em currais quânticos numa superfície metálica. Science. 1993 Oct 8;262(5131):218-20.
45. Kennedy S, Srinivasan S, Jayavel K, Sundaram R. Nanotecnologia na gestão periodontal. Int J Orofac Biol 2019;3:8-15.

46. Duncan R. The dawning era of polymer therapeutics. Nat Rev Drug Discov. 2003;**2**:347-60.

47. Ibrahim NK, Desai N, Legha S, et al. Phase I and pharmacokinetic study of ABI-007, a cremophor-free, protein-stabilized, nanoparticle formulation of paclitaxel. Clin Cancer Res. 2002;**8**:1038-44.

48. Murthy SK. Nanoparticles in modern medicine: state of the art and future challenges (Nanopartículas na medicina moderna: estado da arte e desafios futuros). Int J Nanomedicine. 2007;2(2):129-41. PMID: 17722542; PMCID: PMC2673971.

49. Saravana KR, Vijayalakshmi R. Nanotecnologia em medicina dentária. Indian J Dent Res 2006;17:62- 5.

50. Abhilash M. Nanorobots. Int J Pharma Bio Sci 2010;1:1-10.

51. Freitas RA. Nanodent. J Am Dent Assoc 2000;131:1559-66.

52. Cho MI, Garant PR. Desenvolvimento e estrutura geral do periodonto. Periodontol 2000 2000;24:9-27.

53. Malon RS, Sadir S, Balakrishnan M, Córcoles EP. Biossensores baseados em saliva: ferramenta de monitoramento não invasivo para diagnósticos clínicos. Biomed Res Int. 2014;2014.

54. Kong LX, Peng Z, Li SD, Bartold PM. Nanotecnologia e o seu papel na gestão das doenças periodontais. Periodontol 2000. 2006;40:184-96.

55. Shikha Dogra, Anil Gupta, Virinder Goyal, Adhishree Singh Chib, Vimanyu Kataria, Nanomaterials in Diagnostic Tools and Devices, 2020 : 257- 292.

56. Grumezescu A, editor. Nanobiomateriais em medicina dentária: Aplicações de nanobiomateriais. William Andrew; 2016 Jun 4.

57. L. Chen, et al., Hydroxyapatite in oral care products-A review, Materials 14 (17) (2021).

58. S. Sarembe, et al., In vitro whitening effect of a hydroxyapatite-based oral care gel, Eur. J. Dermatol. 14 (3) (2020) 335-341.

59. Komatsu, et al., Application of titanium dioxide nanotubes to tooth whitening, Nano Biomedicine 6 (2) (2014) 63-72.

60. V.T.P. Vaz, et al., Pasta de dentes branqueadora contendo carvão ativado, covarina azul, peróxido de hidrogénio ou microesferas: qual é a mais eficaz? J. Appl. Oral Sci. 27 (2019).

61. Ranjeth Rajan KV, Dr. Hannah.R, Dr. Lavanya Prathap. ESCOVAS DE DENTES COM NANO-ACTIVAÇÃO - UMA REVISÃO. J Arch.Egyptol [Internet]. 2020Nov.28 [citado 2024Mar.11];17(7):706-17.

62. Pavithra D, Srirangarajan S, Srikumar PK, Ravi J, Vinaya R, Durgesh BH. Contaminação microbiana e pontuação da placa bacteriana da escova de dentes revestida com nano-ouro [Internet]. Jornal Internacional de Higiene Dentária. 2020.

63. R. G. T. Geesink, "Osteoconductive coatings for total joint arthroplasty," Clinical Orthopaedics and Related Research, no. 395, pp. 53-65, 2002.

64. S. Leeuwenburgh, P. Layrolle, F. Barrre, J. De Bruijn, J. Schoonman, C. A. Van Blitterswijk, e K. De Groot, "Osteoclastic resorption of biomimetic calcium phosphate coatings in vitro," Journal of Biomedical Materials Research, vol. 56, no. 2, pp. 208-215, 2001.

65. Lavenus S, Louarn G, Layrolle P. Nanotecnologia e implantes dentários. Revista internacional de biomateriais. 2010 Dec 28;2010.

66. Bapna RA. Artigo de investigação sobre nanotecnologia em periodontia: Uma revisão. Jornal Internacional de Pesquisa Atual em Ciências da Vida 2021;10:3425-31.08-Fev-2022.

67. Pinon-Segundo E, Ganem-Quintanar A, Alonso-Pérez V, Quintanar-Guerrero D. Preparação e caraterização de nanopartículas de triclosan para tratamento periodontal. Int J Pharmaceut 2005;294: 217-32.

68. Qiu LY, Bae YH. Arquitetura de polímeros e administração de medicamentos. Pharm Res. 2006;23(1):1- 30.

69. L. M. G. Zambrano, D. A. Brandao, F.R.G. Rocha etal., "Local administration of curcumin- loaded nanoparticles effectively inhibits inflammation and bone resorption associated with experimental periodontal disease," vol.8,no.1,p.6652,2018.

70. Kanaparthy R, Kanaparthy A. A face em mudança da medicina dentária: Nanotecnologia. Int J Nanomedicine. 2011;6:2799-804.

71. Freitas RA Jr. Nanotecnologia, nanomedicina e nanocirurgia. Int J Surg 2005;3:243-6.

72. Ripamonti U, Reddi AH. Tissue engineering, morphogenesis, and regeneration of the periodontal tissues by bone morphogenetic proteins. Crit Rev Oral Biol Med. 1997;8(2):154- 63.

73. Kim BI, Jeong SH, Jang SO, Kim KN, Kwon HK, Park YD. Efeito branqueador de pastas dentífricas contendo nano-hidroxiapatite. Key Engineering Materials. 2006 Jan 15;309:541-4.

74. Botelho MA, Martins JG, Ruela RS, Queiroz DB, Ruela WS. Nanotecnologia na periodontite induzida por ligadura: efeito protetor de um gel de doxiciclina com nanopartículas. Journal of Applied Oral Science. 2010;18:335-42.

75. Gupta I, Chauhan S, Amaranath BJ, Das N, Johnson L, Mehrotra V. Effect of commercially available nano-hydroxyapatite containing desensitizing toothpaste and mouthwash on dentinal tubular oclusion: a SEM analysis. Journal of Pharmacy and Bioallied Sciences. 2023 Jul 1;15(Suppl 2):S1027-9.

76. Lotfipour F, Abdollahi S, Jelvehgari M, Valizadeh H, Hassan M, Milani M. Estudo dos efeitos antimicrobianos de nanopartículas de PLGA carregadas com vancomicina contra isolados clínicos de enterococos. Investigação sobre

medicamentos. 2013 Dec 4:348-52.

77. Wood NJ, Jenkinson HF, Davis SA, Mann S, O'Sullivan DJ, Barbour ME. Chlorhexidine hexametaphosphate nanoparticles as a novel antimicrobial coating for dental implants. Jornal de Ciência dos Materiais: Materiais em Medicina. 2015 Jun;26:1-0.

78. Shokuhfar T, Sinha-Ray S, Sukotjo C, Yarin AL. Intercalação de moléculas de fármacos anti-inflamatórios em nanotubos de TiO 2. Rsc Advances. 2013;3(38):17380-6.

79. Amaral M, Gomes PS, Lopes MA, Santos JD, Silva RF, Fernandes MH. Diamante nanocristalino como revestimento de implantes articulares: avaliação da citotoxicidade e biocompatibilidade. Jornal dos Nanomateriais. 2008 Jan 1;2008

80. Kamimura M, Furukawa T, Akiyama SI, Nagasaki Y. Aumento da libertação intracelular de fármacos através de nanopartículas de doxorrubicina/poli (etilenoglicol) -bloco-poli (4-vinilbenzilfosfonato) sensíveis ao pH em células de carcinoma epidermoide humano resistente a múltiplos fármacos. Biomaterials science. 2013;1(4):361-7.

81. Li CX, Wang F, Jin ZL. Um estudo prospetivo de quatro anos de implantes dentários nano-modificados auto-montados em pacientes com diabetes mellitus tipo 2. Jornal de ciências dentárias. 2020 Sep 1;15(3):294-301.

82. Nagahara A, Mitani A, Fukuda M, Yamamoto H, Tahara K, Morita I, Ting CC, Watanabe T, Fujimura T, Osawa K, Sato S. A terapia fotodinâmica antimicrobiana utilizando um laser de díodo com um potencial novo fotossensibilizador, nanoesferas carregadas com verde de indocianina, pode ser eficaz na eliminação de P orphyromonas gingivalis. Journal of periodontal research. 2013 Oct;48(5):591-9.

83. Memarzadeh K, Sharili AS, Huang J, Rawlinson SC, Allaker RP. Óxido de zinco nanoparticulado como material de revestimento para implantes ortopédicos e dentários. Journal of Biomedical Materials Research Part A. 2015 Mar;103(3):981-9.

84. Fujihara K, Kotaki M, Ramakrishna S. Membrana de regeneração óssea guiada feita de nanofibras compósitas de policaprolactona/carbonato de cálcio. Biomaterials. 2005 Jul 1;26(19):4139-47.

85. Azhdarzadeh M, Lotfipour F, Zakeri-Milani P, Mohammadi G, Valizadeh H. Desempenho antibacteriano das nanopartículas de azitromicina como sistema coloidal de administração de fármacos contra diferentes bactérias gram-negativas e gram-positivas. Boletim farmacêutico avançado. 2012;2(1):17.

86. Li J, Wang Y, Tang M, Zhang C, Fei Y, Li M, Li M, Gui S, Guo J. New insights into nanotherapeutics for periodontitis: a triple concerto of antimicrobial activity, immunomodulation and periodontium regeneration. Journal of Nanobiotechnology. 2024 Jan 4;22(1):19.

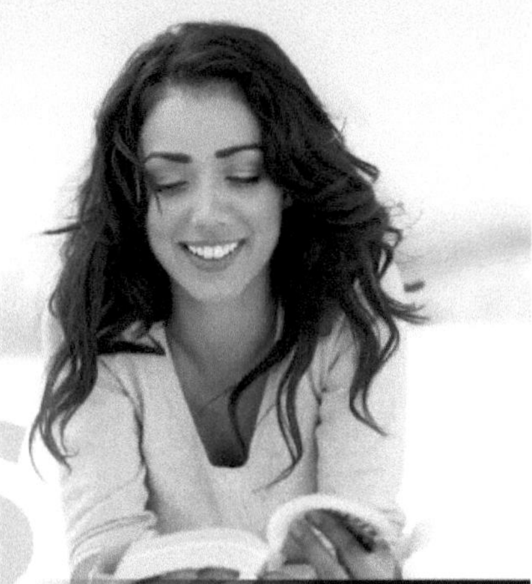

Buy your books fast and straightforward online - at one of world's fastest growing online book stores! Environmentally sound due to Print-on-Demand technologies.

Buy your books online at
www.morebooks.shop

Compre os seus livros mais rápido e diretamente na internet, em uma das livrarias on-line com o maior crescimento no mundo! Produção que protege o meio ambiente através das tecnologias de impressão sob demanda.

Compre os seus livros on-line em
www.morebooks.shop

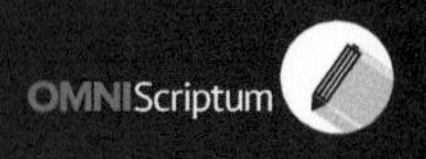

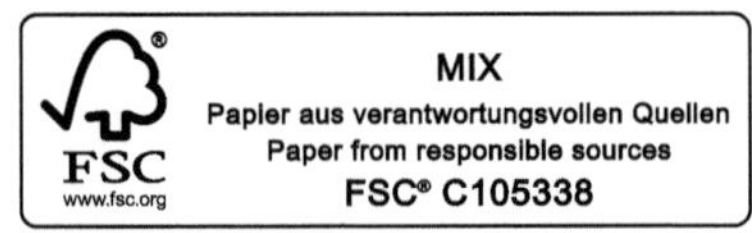

MIX
Papier aus verantwortungsvollen Quellen
Paper from responsible sources
FSC® C105338
FSC
www.fsc.org